音楽に癒され，音楽で癒す
―― 音楽療法と精神医学／音楽創造

馬場 存 [著]

中外医学社

序

　著者の馬場存東邦音楽大学音楽学部准教授は，東京大学工学部を経て1993年に慶應義塾大学医学部を卒業し，精神医学をめざして研鑽を積み1999年に「統合失調症の音楽幻聴に関する精神病理学的研究」で医学博士を授与され，さらに音楽療法を学んで独自に発展させた俊英である．同君は精神科の臨床医であるとともに，精神病理学者，ピアニスト，作曲家，音楽療法士，教育者であり，そのどれもがすでに一流の域に達している．

　音楽には人間の心に寄り添い，高みへと引き上げる効果が確かに存在する．本書に紹介されているように，音楽療法にはさまざまな理論と技法があるが，馬場君の真骨頂は第4章に登場する精神病患者さんに対する個人音楽療法にある．それはピアノ伴奏で患者さんに寄り添うことで不安と緊張をほぐしながら，精神病の構造を根本的に解体し，自閉から調和へと向かわせる独創的な治療である．キリスト教では，信仰により心の向きを転換させることを回心 metanoia というが，彼の目指すところは音楽を用いた治療的回心にほかならず，ほかの誰にもできない未踏の領域に踏み込んでいると思う．

　私の手もとには馬場君が自作をピアノで自演したCDがいくつかある．その中で2011年にリリースされた「pray－祈り－」は，東日本大震災のチャリティーCDで，販売利益全額が被災地に寄付された．福島県の出身の彼は，あの時いたたまれない思いに駆られて，自分のできることに全精力を傾けたに違いない．私は群馬県の病院長をしていた時に，毎日この曲を待合室に流していた．取り返しのつかない悲しみ，癒しようのない痛みの中に深い静寂があり，やがて遠くから希望の響きが聞こえてくる．

　本書は，異なるいくつもの領域で永く活動を続けてきた馬場存君の現在を伝えるとともに，それらが高いレベルで統合された結晶である．多くの読者と病気に苦しむ患者さんたちの心に勇気の灯をともすことを確信している．

　　　2018年　初夏

日本精神医学史学会理事長
濱 田 秀 伯

目次

第1章　はじめに … 1

1. 音楽との関わり … 2
2. 精神分析との出会い … 5
3. 精神医学の世界へ … 7
4. そして音楽療法へ … 12
5. 音楽に癒され，音楽で癒す … 16

第2章　精神医学と音楽療法　〜それぞれの歴史の概観〜 … 19

1. 精神疾患のみかた … 19
   - (1) 精神医学の普遍性 … 19
   - (2) 精神疾患の古典的な分類 … 21
   - (3) 精神疾患の分類と音楽療法 … 24

2. 近代精神医学の歴史と音楽療法 … 25
   - (1) 精神病概念の成立 … 25
   - (2) 神経症概念の成立 … 27
   - (3) 精神科の音楽療法の流れ … 29

第3章　音楽の作用と神経症圏の音楽療法 …34

1. 音楽の作用 …………………………………………………34
2. 音楽の心身への効果 ………………………………………36
3. 心への作用とその理論 ……………………………………38
   - (1) 気分の転導 …………………………………………39
   - (2) 感情の誘発 …………………………………………41
   - (3) 発散 …………………………………………………42
   - (4) 感情の高揚，鎮静，正常化，浄化 ………………42
   - (5) 励まし，慰め ………………………………………43
4. 精神療法との対比 …………………………………………43
   - (1) 表現的精神療法 ……………………………………43
   - (2) 支持的精神療法 ……………………………………43
   - (3) 洞察的精神療法 ……………………………………44
   - (4) 訓練療法 ……………………………………………44
5. 心因と音楽療法 ……………………………………………45
   - (1) 簡易精神療法 ………………………………………45
   - (2) 音楽と無意識 ………………………………………46
6. 事例 …………………………………………………………49
7. 即興のもたらす洞察 ………………………………………53
   - (1) 事例の考察 …………………………………………53
   - (2) キース・ジャレットのことばから ………………53

| 8. | Negative capability と即興音楽療法 …………59 |
| 9. | 即興の程度と無意識の深さ ……………………61 |

第4章 | 精神病圏（内因性疾患）の音楽療法 …64

1.	はじめに …………………………………………64
2.	内因性疾患の音楽療法のエヴィデンス …………67
3.	音楽療法が統合失調症の陰性症状に効果を発揮した例をめぐって ……………………………78
	（1）個人音楽療法の枠組み ……………………78
	（2）症例 …………………………………………79
	（3）症例の要約 …………………………………87
	（4）音楽療法との関連 …………………………89
4.	音楽体験が統合失調症の病態に与える影響 ……91
	（1）音楽体験と精神病理 ………………………91
	（2）音楽体験が統合失調症に影響を及ぼす機序（仮説） 103
	（3）集団音楽療法における「集団」の意義 …… 105
5.	精神病圏の音楽療法．その方法論と効果の関係 109
6.	ある精神科病院における音楽療法の軌跡 ……… 111

第5章　音楽創造体験 ……………………… 127

1. はじめに ……………………………………… 127
2. 音楽はいかにして創造されるのか ………… 128
   - （1）音楽の表象とは ……………………… 128
   - （2）音楽表象と音楽の創造 ……………… 130
   - （3）音楽創造の力動的側面 ……………… 131
   - （4）自我の統制の観点から ……………… 132
   - （5）再創造 ………………………………… 135
3. 音楽による自己治癒 ………………………… 136
   - （1）音楽療法症例より …………………… 136
   - （2）日常の音楽体験 ……………………… 138
4. 霊的体験 ……………………………………… 140
   - （1）至高体験 ……………………………… 140
   - （2）霊的精神力動論 ……………………… 141
   - （3）器質力動説的観点からみた音楽体験 … 142

第6章　まとめにかえて ……………………… 146

参考文献 ………………………………………… 159
あとがき ………………………………………… 165
索引 ……………………………………………… 167

第1章 はじめに

　筆者は現在，音楽大学に所属して音楽療法士を目指す学生の教育にたずさわっています．そこでは精神科の音楽療法理論，伴奏などの技法，精神および身体医学の概論，音楽療法に必要なギター奏法など，さまざまな科目を担当しています．また大学以外では，精神科医として診療（外来や訪問診療，産業医など）を精神科病院やクリニックなどで担当しています．そして音楽療法士として，精神科病院に入院中の方や老人ホームに入所されている方などへの音楽療法を行っています．さらにその合間をぬって，作曲とピアノ演奏のお仕事をいただいて，ピアノソロ CD のリリースやコンサートなどの演奏活動も行っています．

　一度きりの人生なので，可能性があるのならばできる限りのことをやってみようと考えた結果です．良くいえばこうなりますが，悪くいえば，普通は一つの活動に絞って生きていくところを，欲張りに生きる道を選んだということになるのだろうと思います．

　このように活動が多岐にわたる者は世には珍しく，（むろん多ければ良いというものではないので中立的な意味で）希少なのかもしれません．そのような珍しい者にしか書けないことがあるのではな

いかと，ありがたいご評価を賜り，この3つ（音楽療法，精神医学，音楽創造）をめぐって本書を記すことになりました．

　筆者は，何かを表現し発表する時には，主に2つの方法で行ってきました．1つは音楽の世界です．ここでは，言語にできないもの，音楽でしか表せないもの，そして科学的な検証はできないが意味があると信じるものを，作曲とピアノ演奏を通して形にしてきました．そしてもう1つは言語を用いた表現です．医学者として論文や原稿などを執筆することを意味しますが，その場合には，エヴィデンス（証拠・根拠）や，症例の経過をたどることでみえてきた真実などの客観性を重視し，主観的な判断やスペキュレイション（推論・憶測）は，できるかぎり排除して執筆しようと心がけてきました．

　しかし本書では，その両方のスタンスをとりながら，どこまで行っても主観的体験の側面が残る音楽体験を軸にすえ，音楽療法，精神医学，そして自身の音楽創造・音楽体験をめぐって書いてみようと思います．

　創造的な側面をもつ活動は多かれ少なかれ，自らの価値観を世に問うスタンスが基盤にあります．本書では，自らが正しいのかもしれないと信じ，追求してきたことにも比重を置いて記していきます．その評価は読んで下さる皆様にお任せしますが，もし，本書の内容が，読者の皆様にとって多少なりとも意義があるものだとしたら，筆者としてはこれ以上ない喜びです．

1. 音楽との関わり

　音楽療法を含めた音楽体験の意義を表すには，筆者の主観的な音楽体験も重要な位置を占めると思うので，しばらくの間は，時系列

的に音楽歴的な内容を記します．だんだんと音楽療法や音楽の意義につなげていきますので，しばしお付き合いいただけましたら，幸いです（もしなるべく客観的なお話を読みたいという方は，第2章から読み始めてください）．

　筆者が幼かった頃，親はいろいろな音楽を家で流してくれていました．その中で特に，ウィルヘルム・バックハウスの弾く「月光」を文字通りレコードがすり切れるくらい聴いていました．筆者が粗雑に扱ったためなのか，ノイズと針飛びが多々あったことをよく記憶しています．

　この曲の第3楽章で，短調で奏でられている主題が，一瞬だけ長調になって奏される部分があります．またすぐに元の調にもどって展開してゆくのですが，聴いている時はそこに至るといつも，暗闇の中に降り積もった雪が，春の陽が差し込んで溶けていくような映像が頭の中に浮かび，希望をもたらしてくれるような気持ちになっていたことを覚えています．

　音楽はさまざまな感情を呼び起こしたり，思い出を蘇らせたりしてくれます．心の中に映像が浮かんでくるということも多いと思います．感情も思い出も映像も，心の中ではっきりとした境界があるわけではなく，きっと，映像のような色彩のような，思い出のような，なつかしい，または新しいイメージが，感情を伴って浮かんでくるのではないかと思います．音楽がそのような体験をもたらしてくれることに筆者は幼少期に気づき始めたようで，これが後に，音楽を聴くと映像が浮かぶ，もしくは映像を踏まえて作曲を行う（CM曲の作曲では絵コンテを見せてもらってメロディを考えることもあります）ことなどにつながっています．

　このようなクラシック体験から話が始まりますと教養がありそうで格好良いのですが，実際には真面目に音楽を勉強したわけでもな

く，音楽との関わりはごく普通でした．耳にするさまざまな音楽のうち，気に入ったものを何でも好んで聴いていたようで，小学生頃にどこからか耳にしたシャンソンや映画音楽（フランシス・レイとミシェル・ルグランが大好きでした），テレビの歌番組で耳にした歌（特に筒美京平さんの作るメロディ），洋楽ポップス（カーペンターズなど），いわゆるイージーリスニング（ポール・モーリアなど）等々キリがありませんが，共通していたのは，綺麗でわかりやすいメロディという点でした．

　音楽の好みは，普通はおおまかにジャンルごとにカテゴリー分けできることが多いと思いますが，筆者の場合はカテゴリーに関係なく，心にすっと入ってきて思わず口ずさみたくなるようなメロディを好んでいました．さらになぜか，既成のメロディの合間にカウンターメロディ（主旋律を補う別のメロディ，いわゆるオブリガード）を勝手に作って歌っていたり，音楽の授業での課題，8小節だけメロディを与えられて続きのメロディを付ける作業などが，楽しくて仕方なかったのです．

　しかし，幼少の頃から，親がピアノを習わせようとすると「束縛されるのが嫌だ（むろん用いた言葉は違うと思いますが）」と言って逃げ回っていたのだそうです．なので，筆者は33歳まで，ピアノのレッスンというものを受けたことがありませんでした（33歳で10回だけレッスンを受けました）．

　一方で，親の持っていたクラシックギターの教則本を見ながら，小5から中3まで，これも独学ではありますがギターを弾いていました．そして上にあげたような，ジャンルを横断するメロディの綺麗な曲（映画音楽，クラシック，ポップスなど，気に入ったものは何でも）を，ギター独奏用に勝手にアレンジし，弾いて楽しんでいました（今でもその時の譜面を手元に保管してあります）．この

ように，幼少期から中学生頃までの音楽体験は大変楽しいものでした．

2. 精神分析との出会い

　このような見出しで書くと，いかにも青年期にフロイトの本を読破して精神科医を志した，というようなストーリーが展開されそうですが，そんな高尚な次元ではまったくありません．私は読書家でなかったので，精神科医としては書くのもばばかられるくらいの内容です．

　高校に入学すると，バンドを組んでいる同級生がいました．それまではギター独奏で楽しむ程度だった音楽を皆で本格的に奏でるチャンスが，素人なりにですが目の前に表れました．

　すぐにバンドに参加させてもらうことにしました．ちょうど，ギターはどう頑張っても同時に出ない音があったり，弾きやすいキーと弾きにくいキーがはっきりしていたりしていて，自分の思い通りに演奏するのに不自由を感じていたのですが，五線譜では音の高低が上下に並んでいるのに対して，ピアノではそれがそのまま左右に並んでいるので90度回転させて考えれば良いのでこんなに簡単な楽器はないと考えて，キーボードを志願して弾き始めました．まさに若さゆえの恐いもの知らずです．

　そこからはバンド活動に夢中になりました．コード理論はギターを通して理解していたので，あとは鍵盤を前にしてそれを当てはめるだけだと考え，コードネームが与えられると，それをもとに自由に弾いていました（いいかえれば，決められた通りには弾けないということでもありましたが）．皆で合わせる練習のたびに，同じコード進行でも違う音を選んで弾いて，響きがどう違うかな？　と

試行錯誤して遊んでみたり，ヴォーカルに合わせてこんなメロディを入れてみたらどうなるかな，と試してみたり，間奏では本来のメロディと違うメロディを弾いて遊んだりしていました．

　高校時代は音楽以外にもさまざまな活動をしました．美術部に入り絵を描き，運動もし，高校の委員会活動も比較的関わりを持ったりしました．しかしその中で，やはり音楽は特別でした．楽しくて仕方ないと同時に，何か自分にとってなくてはならないもの，必要なものであると，漠然と感じ始めていました．

　そして，バンド仲間の友人から薦められてキース・ジャレットの音楽を初めて聴いてから（アルバム『ケルン・コンサート』でした），音楽はただ楽しいだけではなく，たとえば心の奥底にあるもの，人間にとっての真実を描き出すもの，またはまるで遠い宇宙とつながっていくこともできる，そんな奥深いものなのではないか，と徐々に感じるようになりました．

　そのころに，高校の社会科で，精神分析の話が出てきました．当時きちんと理解していたかどうかはわかりませんが，抑圧（あまりにも不快だったり悲痛だったりする記憶や感情を，無意識の中に押し込めることで思い出せなくする）と防衛機制（無意識の領域に押し込めた記憶や感情のエネルギーの処理のために，何らかの心理的プロセスを使って現実に対処しようとする）についてはどこかピンとくるものがあり，特に，数多くある防衛機制のうちの「昇華」（そのエネルギーを，学問や芸術などの創造的活動の原動力にする）という考え方が強く心に残りました．自分が，音楽を必要としている理由は，これかもしれない，と漠然と感じました．

　このことがだんだんと心の奥深くに染み込んでゆきました．それまで何となく感じていた，やり場のない苦悩や葛藤を解決するには音楽を続けることが必要なのだということを，自分なりに理解しま

した．受験勉強をする時期になっても，家に帰るとピアノに向かってただひたすら即興で毎日最低 30 分は弾かないといられないなど，私にとっては音楽とは即興的に心の奥の思いを外に表現するための大切な手段でした．苦しいことの多かった少年～青年期に，いつのまにか音楽は，私にとってなくてはならない支えになり，やがて，音楽のない世界を想像すると生きていけないだろう，そんな風に感じるようになりました．

今にして思うと，中学生頃までは純粋な楽しみであった音楽活動が，自己治癒的な面をもつものに変化しはじめたのでしょう．

3. 精神医学の世界へ

このように音楽が自分の人生の中で特別な位置を占めるようになるとともに，音楽家という職業に憧れを持つようになりました．しかし，ピアノを習ったこともなく，身内に音楽家が居ないような環境だったので，音楽家になることは夢のまた夢で，現実的な選択肢とはなりませんでした．

そこで，さまざまな体験をしていろいろな人に会い，広く世の中を見てから職業を決めたいと考えて，高校卒業を機に上京しました．大学（最初は医学部ではありませんでした）入学後は，そこで自分が何に熱中するのかを，観察し始めました．すると，勉強やスポーツも嫌いではありませんでしたが，やはりこのような音楽への思いが大きく育つことになりました．

ジャズや，当時の流行でもあったフュージョンといわれる音楽をたくさん聴きました．貸しレコード屋からレコードを借りてカセットテープに録音し，アドリブを含めたそこでの演奏を，コツコツと譜面に起こして，それを練習することを繰り返しました．アドリブ

を再現して演奏するのですが，そのフレーズが弾けるようになることが目的ではなく，感情と即興表現を，自分の中で結びつける訓練でした．言語の世界にたとえると，言語・単語と，その意味・概念を結びつけるような作業で，思い浮かんだ「言いたいこと」を，即座に音（言葉）にして発することの練習だったように思います．その繰り返しの中で，徐々に自分の思いは自由に音で表現できるようになりました（今でも言語がもどかしく感じられることがあります．「音にすれば一瞬で表現できるのに！」と）．

たくさんのジャズやフュージョン，それにポップスの曲を演奏するバンド活動に没頭するようになり，即興演奏もたくさんしていました．作曲もするようになって，これもまた当時の流行でもあったカフェ・バーでのピアノ演奏のアルバイトや，バンドでのライブハウス巡りなど，さまざまな活動をし，レコード会社にデモテープを送ったりしていましたが，音楽で芽の出るチャンスは来ず，焦りや挫折感が募っていきました．

そこで再度，その時までの経験から，自分に何ができるのか，何をすれば，やりたいことと社会の役に立つということの両立ができるのか，などについて，何週間もの間考えを巡らせました．その結果，元々精神分析など精神医学・心理学に興味があったことや，精神科医を目指していた親友の影響などもあり，進路を変更して，精神科医になることを決意しました．

多くの人の心を一気に幸せにできる，いわば「0」の状態にある心を「プラス」の状態に持っていくことができる（＝音楽がなくとも生活はしていけるが，音楽があるとより人生が豊かになり幸せになる）のが音楽だということを，いくつかのライブ経験から感じていました．たとえば，それまで全く見知らぬ者同士だったのに，ラ

イブが終わる頃には，会場が一つになり，来て下さった方が，皆まるで昔からの友人であったかのように，一瞬にして心がつながるという体験が何度かありました．音楽を介すると一気に多くの人を幸せにするお手伝いができることは，すでによく知っていました．

　しかし，そのような素晴らしい音楽の仕事は，才能のある限られた者にしか許されず，私にはそのような才能はないのだ，と考えました．そこで，心を「0」から「プラス」にすることはできないにしても，何らかの理由でつらい思いを抱えている（いわば心が「マイナス」の状態にある）方々に，それらを少しでも和らげて落ち着いた気持ちで生きてゆける（いわば心が「0」，苦痛のない中立的な状態にある）ようになるお手伝いをするのが，精神医学だろうと考えたのです．

　受験し直して医学部に進学してからも，当初は，趣味としてバンド活動をしていましたが，以前のように仕事としての音楽活動を目指すことは全く頭にありませんでした．しかし人生とはわからないもので，医学部3年生の時に，作曲の依頼をいただきました．一度あきらめた道で，医学の専門家になるべく勉強をしている身ということもあって大変迷いましたが，やはり一度きりの人生ですし，絶対に両立すると心に決め，引き受けさせていただきました．当初は英語雑誌のヒアリングテープに収録される物語のテーマ曲の作曲でしたが，そこから発展して，テレビやラジオなどで使われるBGMを作曲する仕事をいただくようになり，大学の夏休みや放課後等を利用して収録を行っていました．医学を学ぶスタンスと，音楽活動でスタジオ入りする時の心構えや思考回路は全く異なり，切り替えが大変だったことを覚えています．また，それまでは自分のためのものだった音楽に，仕事としての責任が伴うようになり，ある意味逃げ場がなくなったような感覚もありましたが，では趣味の

まま続けるか？　と自問すると，やはりしっかり手応えのある，責任のある形で音楽を続けようと決めている自分がいました．

　ちなみに，作曲と演奏の仕事をいただけるようになったとはいっても，全くの独学のピアノ演奏，しかもその頃住んでいたワンルームマンションにはピアノは置けませんでしたので，家では電気ピアノ（電子ピアノではありません．説明すると長くなってしまいますが，エレキギターと同じような原理で，ピアノ線をハンマーで叩いた音を電気的に大きくする楽器で，ヘッドホンで音を聴くことが可能です）しかなく，それでいきなりレコーディングスタジオのフルコンサートピアノを弾くのですから，相当な無理がありました．なので，いつも担当プロデューサーには，「あなたはピアノは下手だしアレンジも下手だけど，作るメロディだけは素晴らしいから，なんとかしたいんだ．良いメロディをたくさん作ってきてくれ」と言われていました．最初はほめられているのか，けなされているのかわからず困惑しましたが，冷静に考えてみるとその通りだなと思いました．

　個人的には，以前から，ピアノが上手くなるのは最後でよい，と考えていました．まずはしっかりしたアイデンティティのあるメロディ・作品が作れるようになることの方が先で，それが一番難しい．一方で，上手くなることは，じっくり考えて有効な練習をすれば，ある程度は必ず達成できるだろう，そんな見通しもありました．幼少からメロディが好きだった身としては，プロデューサーの言葉はだんだんと嬉しく感じるようになり，「あとは少しずつ上手くなってゆけばさらに発展する」と意気に感じるようになりました．

　そうこうするうちに，無事医師国家試験に合格し，精神科医として研修を始めました．それでも音楽の仕事も同じように続けていま

した．医局に入るにあたっては「医師になったのだから，音楽は辞めなさい」と先輩に言われるのだろうな，と覚悟していたのですが，それは杞憂でした．それどころか全く逆で，先輩の先生方は皆，一様に応援して下さり，「うちの医局で小説家になった者はいるが，音楽家はまだいないから頑張れ」「芸術は人間にとって普遍的な創造活動で，大変価値のある知的作業だから，是非続けなさい」などと励ましていただき，大変勇気づけられました．2年間の研修を終えた後には，臨床をきちんと行うために，精神症候学を一度しっかり勉強して身に付けようと思い，大学院に入学して音楽幻聴の研究をさせていただいたのですが，その間も，音楽活動については終始応援していただきました．時に作曲に行き詰まることもありましたが，その時も，「良いものを作り続ければ必ず何とかなる」と指導教官に常に励ましていただきました．このように一貫して応援して下さる恩師，先輩方，そして，自由闊達な進取の気性に満ちた大学の文化には，今でも本当に感謝しています．

　人生で唯一のピアノレッスン体験（計10回）も，大学院在学中に経験しました．それまでは全くの独学だったので，毎回新鮮な驚きと発見がありました．この時に教えていただいたピアノのテクニックや表現の基本を，今まで知らなかったのだ，と思うと，もう少し早く習っても良かったのかもしれないと感じましたが，やはりモチベーションと必要性がこれ以上ないくらい高まった時に学んだのでタイミングも最良で，能率良く吸収できたのかなと思っています．この時教えて下さったピアノの先生にも，今も大変感謝しています．

4. そして音楽療法へ

　やがて医師も5年目となり，少しだけ余裕を持って臨床にたずさわることができるようになってきました．それまでは，「医療の場には音楽は持ち込まない，音楽のことは考えない」「音楽業界で仕事をする際には，自分が医師であることは何ら関係がない」と，はっきり区別をつけていました．それぞれのアイデンティティの構築が第一だと思っていたからです．音楽療法の存在も学生時代から知ってはいましたが，やはり医師のアイデンティティが築けたのちに視野に入れるべきで，それまでは足を踏み入れてはならないと考えていました．そしてそれぞれのアイデンティティの構築が少し進み，医師でいる時に音楽を結びつけて考える，もしくは音楽活動をしている時に精神医学について考えることが少しできるようになった時，音楽療法という言葉が自然に心に入ってきました．

　よく知られているように，人のコミュニケーションには，言語的な面と非言語的な面があります．話し言葉の抑揚やリズムなどはわかりやすい非言語的要素の例ですし，音楽の起源をさかのぼっていくと，「人は最初自らの強い感情を表すために言葉を交わしていた．初期は歌と話し言葉の区別はなかった．原始人は，自分の考えを表明するために話し合うようになる以前から，自分の気持ちを表すために歌い交わしていた（Rousseau）」「音楽は主に調子（音階）と長さ（リズム）によって構音を保ち，言語は主に音色（母音と子音）によって構音を保った．言語は合理的な考えを伝える手段になり，音楽の方は我々には決して推し量れない抽象体系を持つ無意識界の象徴言語になった（Ehrenzweig）」などの議論があります（Storr, 1994）．すなわち，言葉にできないものが音楽として残っているので，言葉も音楽も人間のコミュニケーションには必要なもの

だといえそうです．だからどの文化にも音楽は伴っていて，消えることがないのでしょう．それに，人が日々受け取る情報は言語的情報がほとんどのように感じられるかもしれませんが，意識されていないだけで，抑揚やリズム，音的な意味を含めると音楽的情報もとても多く，それぞれ半分ずつくらいなのかもしれません．この言語と非言語のコミュニケーションのバランスがとれてはじめて，人は健康な心が維持されるのではないかと思います．卒業し臨床家として年数を重ねる中で，患者さんたちは，このバランスが崩れてしまっているのかもしれない，と感じるようになりました．たとえば入院患者さんの立場になって毎日の生活を考えてみると，当時はまだ音楽療法も盛んではない状態で，その上多くの精神療法は言葉を用いて行われていて，音楽は後回しです．ご病気のせいで思考がうまくゆかず，自分で聴きたい音楽にアクセスできない方もたくさんいらっしゃいました（たとえば，「好きな歌手がいる」とは語ることができても，その名前をあげられない，など）．外来の患者さんを診察する時にも，そのような音楽的要素も頭の隅に置いて，抑揚や話すリズムなどに気をつけて，そこにもより安心できるようなメッセージを込めるように心がけてはいたものの，漠然とですが，診療中に「ここに音楽があれば，もっと症状が良くなるのではないか」と，言語（と薬物）的な治療手段しかないことに，どこかもどかしさを感じ始めていました．

　そんなことを考えながら，大学院終了間際に大学の先輩で日本の音楽療法の大家である村井靖児先生（現日本音楽療法学会理事長）の音楽療法の現場にお邪魔し，見学させていただきました．そこでは，病状の重い入院患者さんが，音楽と言語の両方でしっかりとコミュニケーションを取り，笑顔で穏やかに，楽しそうにしていらっしゃるお姿を目の当たりにしました．それを見せていただいて，

「ああ，これだ」と思いました．人間には，言語と非言語のやり取りが必要，すなわち，音楽が必要なのです．ご病気や障害で音楽から離れざるをえなくなってしまった方々には，そのご病状に合わせた提供の仕方で，音楽を届けることが必要なのだ，と思いました．

音楽家と音楽療法家は似ている部分と正反対の部分があります．音楽家として仕事をする場合には，その評価は明快です．作品を作ってもプロデューサーの判断でボツになることもありますし，聴衆の方も，聴きたくないと思えばチケットを買わない自由がありますし，違うアーティストのコンサートに行く自由があります．作る側としては，自分の表現したいものから始まって，そこに，プロデューサーをはじめスタッフとのディスカッションなど，多くの方の心に届けるにはどうするべきかを考える過程が入って，作品が完成します．その評価はすべて聴いて下さった方に委ね，作家はいわば審判を待つことになります．一方で，たとえば病院で音楽療法を行い，患者さんに音楽を届けるような場合には，患者さんにはその自由が制限されてしまいます．むろん，音楽療法では，患者さんに「参加しない自由」は必ず保証されていますが，それでも，他のアーティストのコンサートを選ぶことなどはできず，自由が制限されています．その分，患者さんにとって一番必要な，一番快適な，一番癒される，一番求められる，一番治療効果の上がる（などなど，いろいろな表現が可能だと思います）音楽とは何かについて，熟考が求められます．療法士が作り出す音楽では，療法士自身の表現したいものという価値が入る余地はほとんどありません．患者さんにとってどうなのか，から逆算して音楽を考えます．

一方でどちらの場合でも，やはり一定程度以上の音楽力が必要です．この点が，両者の共通点です．音楽療法では，このように，通

常の音楽活動とは180度出発点が違うことをしっかりと理解し，必要な音楽のあり方を逆算して，最も必要とされる音楽体験を創り出すことになるので，自分のための音楽ではないことが強く求められます．しかし，出発点が違うだけで，音楽そのものの質を高くしなければならないという点は，同じなのです．

　そして，それらが以下のように，「音楽の真実」を軸に融合していきました．実は，自分の作品を世に出す際にでも，自分の思う通りに作って演奏すれば良いというものではありません．プロデューサーとの議論の中で，自分の表現したいものそのものが却下されることも珍しくありません．それは，自分がやりたいかどうかだけではなく，芸術における真実と照らし合わせた時に意味があるかないかで，決まるからです．そのような経験から，音楽は自分のものではなく，音楽の真実のためにあるものだということを，いつのまにか理解するようになりました（このことを教えてくれた，20年来支えてくださっているプロデューサーにも心から感謝しています）．その応用・切り替えで，音楽療法における音楽の真実はどこにあるか（患者さんのためになるかどうか）を考えることができるようになっていました．まだ道半ばなので，これからもさらに極めていく必要があるとは思いますが．

　話は戻りますが，大学院修了後に勤めた病院では，病棟での音楽療法を行う許可をいただきました．音楽療法に興味を持っている作業療法士の皆さんと協力しながら，セッションを進めて行きました．また，自分の受け持ちの入院患者さんと相談して，個人（1対1）の音楽療法も，始めました．

　すべての患者さんが良くなられたというわけではないですが，やはり予想通りというか，音楽がなければ無かったような変化が，いろいろと起こりました．人間には音楽が必要であるという考えは間

違いないだろうという手応えがありました．しばらくは病院に勤務しながらそのような音楽療法活動を続けていましたが，少しずつ音楽大学での講義も受け持たせていただけるようになりました．

5. 音楽に癒され，音楽で癒す

　音楽療法だけでなく，医師になっても引き続き音楽活動は続けていましたが，いろいろな方が支えて下さる中で，やがて筆者の作品が，ソニーミュージックの執行役員だった方の耳にとまりました．お会いしてお話を伺うと，「このような音楽が，今の世の中に必要だ」と，社内で強く推して下さり，2003年の初のピアノソロアルバムのリリースにつながりました．またこの頃から，音楽療法に関連する講義をいくつかの音楽大学で受け持つようになり，それまでの病院勤務以外にも，音楽療法教育や音楽活動の比重が，少しずつ増えてきました．日によって仕事の内容も場所も異なるような日々が続き，しばらくはなかなか慣れませんでしたが，徐々に音楽のさまざまな側面が仕事としても発展していくにつれて，その意義についていろいろ考えるようになりました．

　いつのまにか音楽は自分のためのものではなくなっていました．しかし，ピアノの先生から教えていただいた日々の基礎練習（さすがに100％ではありませんが，今もできる限りほぼ毎日行っています）は，自分がフラットな状態に戻る貴重な時間になっていることに気付きました．その日がどんなにつらくても，また楽しくても，ある一定の精神状態に自分を戻してくれるのです．ピアノに向かって同じ基礎練習をすると，日によってその時の音色やタッチ，自分の感じ方が違うので，その時の自分の状態がわかり，弾いているうちにやがて一定の状態に修正されていくのです．

時に即興を行うと，さらにそれがよくわかります．日常生活は，社会的な必要性から，やむを得ずいろいろな感性を犠牲にしないといけないこともあり，しかも感性を麻痺させていることに気づかないでいることがあります．ですが，即興演奏をするとそのような感性が一気に戻ってきます．「あ，今日は実は自分は怒っていたんだ」「こんなに幸せを感じていたんだ」「こんなに悲しかったんだ」など，さまざまです．ということは，音楽活動や音楽療法を通じて，聴いて下さる方または音楽療法を受ける方に，このような心の動きが生まれるためのお手伝いをすることが，音楽による癒し方の一つではないか，そんなことを考えるようになりました．

精神科の診療は奥が深く，診療の背景に据える考え方・理論は無数にあり，患者さんの数だけ，診療に臨む際の心構えに違いがあるといってもいいかもしれません．もしかしたらその治療のあり方の一つに，音楽や音楽療法と同じような，ニュートラルな状態に心を持ってゆく（先にお話しした「マイナスの心を0に持ってゆく」ということと同じかもしれません）ことで，抑えていた感性を解放して心のバランスを取り戻すということがあるのかもしれません．

筆者は音楽療法を始めた後も，医療は医療，音楽は音楽，そして音楽療法は音楽療法と，異なる3つの軸があってそれぞれを別に考えていましたが，だんだんとその軸は近づいてきて，今は，同じ方向性にあるものを，少し違った角度から行っているだけのように感じています．そして，それらの幅を広げていって，いつかそれらを統合することができれば，このような変わり者が行っている活動も，何かしら世の中の役に立つことがあるのかもしれない，と思うようになりました．

私自身，苦しい時やつらい時，音楽に救われることが，何度もあ

りました．読んで下さっている皆様も同じだと思います．だから，この本を手に取ってくださっているのだろうと思います．今も，これからも，時に音楽に癒されながら，同じようにどなたかを音楽で癒すことができれば，と願っています．音楽が自分に与えてくれたものへ感謝，恩返しを，さまざまなかたちで音楽を通して行っていける．それが，自らが悔いの無い人生を送るために必須なことであるとの思いを持ち続けて，今に至っています．このように音楽の創造には，自己治癒的な面と人を支える面の両方があるのだろうと思います．

　前置きが長くなりましたが，これから，精神医学と「音楽に癒され音楽で癒す」ことについて，言いかえれば音楽療法と音楽創造について，記していきたいと思います．

第2章
精神医学と音楽療法
～それぞれの歴史の概観～

1. 精神疾患のみかた

　　　精神科の音楽療法の理解のために，まず，精神疾患の分類の考え方について触れます．

（1）精神医学の普遍性

　　　医学は，学問の性質上，物事を科学的にとらえるものなのはいうまでもありません．定義をしっかり定め，それらを基に時に数値化して整理し，何ごとも，明快に，理論的に理解・説明しようとします．それはむろん重要なことで，医学が，しっかりとした根拠のあるものでなければ，多くの人を救うことができません．それは精神医学でも同じです．精神症状の原因は脳にあると考えられ，科学的な研究が盛んに行われています．診断や分類も，国際的な診断基準のような明文化された決まりごとが，世界共通で用いられるようになりました．そのこと自体は精神医学の進歩といえるでしょう．その一方で，精神医学は心を対象にするので，ひとの心は数値に置き換えられない部分も多いため，知・情・意のあらゆる側面から人間

全体をとらえて初めて理解できるという性質をあわせ持っています．

　たとえ脳のある部分が原因で起きた症状であっても，脳の変調は心に影響を及ぼし，心を経由して症状として現れてきます．脳は直接見ることができず，また，頭部MRIや脳波などの検査の所見があっても，そのまま心を理解することはできません．脳に原因がある（もしくはありそうな）症状も，心・人間全体をとらえる目を持っていないと，全体像・本質を見落としてしまう危険があるかもしれません．

　また，新しい考えかたや診断基準ほど良いとは限らないという面も残ります．音楽でいえば，最新の音楽がクラシックよりも優れているとは限りません．数百年経っても多くの人々に愛されている音楽は，理論では説明できない普遍性があるから，今も大切にされているのだろうと思います．もちろん新しい音楽でも素晴らしいものはたくさんあるので，今後，何十年も過ぎても残っていて人々に愛される音楽と，そうでないものがあるとすれば，後世に残るということが，普遍性のある作品であることの証なのでしょう．しかし，何故この音楽が良いのか，と理論的に説明することは困難です．むしろ風雪に耐えて時を超えて愛された音楽をあらためて分析してみて，この音楽のもつ良さは何なのか？　を検討することで，理論が見出されてきました（たとえばショパンは，その当時の理論を超えて発展させた作品を発表していたので世の中には理解されず，相当に低い評価を受けたことがあるという逸話もあります）．理論は作品の後を追っているのみで，新しくかつ優れた音楽は理論を追い越して生み出されていくのです．優れた芸術家の作品が，作家の死後に評価が高まることがままあるのも，このためなのかもしれません．

同じように，精神医学は，理論の前の出発点として，患者さん自身の体験や，それについてのご本人のお話・訴えがあります．それらの中から普遍的な部分を抽出して，それをもとに，どのようなメカニズムでそうなっているかを考え，その苦痛を取って差し上げるにはどうすればよいのかを考えぬいて，よりよい治療を多くの患者さんに提供する，これが精神医学の役目です．そのようにして誕生し，百～数百年にわたって，風雪に耐えた理論や症候学には，いわゆる名曲と同じような普遍性があるように感じられます．

(2) 精神疾患の古典的な分類

このようなことを踏まえて，ここでは，数ある分類の中でも比較的わかりやすく，臨床に役に立つ考え方に触れたいと思います．古茶ら (2010) を参考にしています．

ヤスパース (Jaspers)，シュナイダー (Schneider)，フーバー (Huber) らの考えを基に，古茶らは，まず，「身体（器官）の異常に原因があるもの」を「疾患」と呼ぶことにし，それらを2つに

◎表 2-1　精神障害の 4 つの階層（Jaspers-Schneider の分類）
（古茶大樹, 針間博彦. 病の「種」と「類型」,「階層原則」. 臨床精神病理. 2010; 31: 7-17 より抜粋し改変）

	層の名称（一部改変）		身体的原因
第 1 層	心的な偏り （神経症・心因反応）		想定されない（心因）
第 2 層	内因性 精神病	躁うつ病 - 中間例 - 統合失調症	明らかではないが存在が 確実視される（内因）
第 3 層			
第 4 層	身体的原因が明らかな精神症状 （脳器質疾患，他）		明らかに存在（体因）

分けました（表 2-1）．1 つは，現代の医学で原因が明らかな疾患（表の「第 4 層」），もう 1 つは原因が明らかでない疾患（「第 3・2 層」）です．そして厳密な意味で疾患ではない，だれにでも生じうる心の反応（「第 1 層」）を加えて，精神障害の 4 つの階層を想定しました．

　表 2-1 をみると，深い層から順に，身体的原因が明らかな精神病（第 4 層），身体的原因が明らかでない躁うつ病と統合失調症（第 2・3 層），正常との間の明確な境界線を引けない心的な偏り（第 1 層），と整理されています．これらを，「層」と呼んでいるのは，並列の関係ではなく，より深い層にある障害は，経過中にそれよりも浅い層の障害の症状を起こしうるものの，その逆はないとされるからです．精神科の実際の臨床現場では，体因（身体的原因のこと．第 4 層に相当）〜内因（第 3・2 層に相当）〜心因（第 1 層に相当）の順に，診断を検討していきます．

　たとえば，「仕事が忙しくてストレスがたまり，やる気がなくなって悲観的なことばかり考えるようになった」という理由で外来を初診した方がいらしても，すぐに「仕事のストレスによるうつ状態」とは考えません．まずは身体の病気が隠れていないか（たとえば甲状腺機能障害や認知症など）を検討し，原因となるような病気がなければ，内因性の病気（うつ病など）を考えます．内因性の病気の特徴にも当てはまらず，それが除外された時に初めて，ストレスが主な原因なのではないか，という仮説を立てて治療を進めます（一方でたとえば生育過程の問題や心の奥に抑えている感情の有無などについても頭の片隅に置き，全体的な視野を保ちます）．

　ちなみに，ストレスが原因で（内因性の）うつ病を発症する（そのストレスがなければ発症しなかったかもしれない）ことは稀ではありませんが，その場合には，ストレスは，「原因」というよりは

「誘因」という考え方をします．なぜならば，同じ症状をきたすうつ病でも，全くきっかけがないことも珍しくないからです．しかしこのような古典的な分類に基づく考え方は，科学を強く志向する近年の精神医学の中では，あまり言われなくなりました．その理由の1つは，先ほど述べたように，しっかりした定義を作り，たとえば内因と心因を厳密に分類しようとすると，その境界が曖昧になってくるからです．よく例えられますが，「どこからが山でどこからが麓か」を厳密に区切ることはできないのと似ています．確かに，脳と心は二律背反ではないですし，前に触れたとおり，脳の症状は心を通って現れますので，表面（結果として表れる精神症状）からみると，区別がつきにくいのも無理はありません．しかし多くの精神科医は，科学的な分類と，この古典的な分類の両方を視野に入れて診療を進めないと，臨床がうまく行かないことを知っています．原因が科学的に特定し難いのは確かで境界が曖昧なケースもありますが，一方でそれぞれの群の典型例（中核となる例）はやはり明らかに存在するので，この枠組を全く排除してしまうとかえって混乱が生じてしまいます（実際にいわゆる「新型うつ病」などの呼び名が生まれて少し混乱がみられたこともありました）．その意味ではこの古典的な分類は，先に述べたとおり，クラシック音楽のような普遍性を持っている考え方といえるかもしれません．

　理解のために，別の表現を借りてみます．図2-1は，風祭（1983）による，精神現象を立体的な次元で考えたものです．生物的次元にあるのは脳や身体，すなわちここに原因がある場合は，その原因が体因です．内因も本来は生物学的次元にあるはずですが，原因が不明なのと，脳と心の重なりで生じているという考え方（のちに触れる『器質力動説』を想定しています）に基づくと，生物的次元と心理的次元の間に位置すると考えることも可能かもしれません．そし

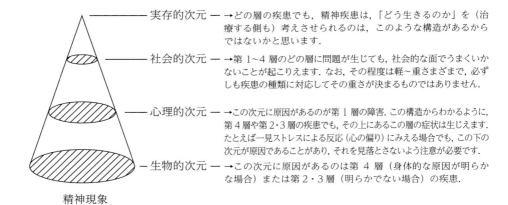

◎図 2-1　精神現象の諸次元と「階層」の関係
（風祭 元. 薬物療法からみた精神障害の治癒. 臨床精神病理. 1983; 4: 9-15. より一部を抜粋，改変）

て心理的次元に原因がある場合は心因ということになります．この図で見てわかるように，生物的次元に何か支障が生じると，心理的次元も，そして社会的次元も影響を受けます．先の古茶のいう4つの階層（表2-1）と基本的に構造は同じで，この図をイメージして体因〜内因〜心因を想定すると少し理解しやすくなるように思います．

(3) 精神疾患の分類と音楽療法

これらの大まかな分け方にもとづくと，音楽療法を行う際の考え方も少し変わってきます．先ほどの図 2-1 でもわかるように，体因性の疾患には内因性の病気の症状（統合失調症や躁うつ病の症状）も心因性の疾患の症状（不安やパニックなど）も出現しますし，内因の場合は，検査結果にはっきりした所見が見つからないだ

けで，やはり内因より上の層の心因性症状も出現します．そして，体因性である認知症や脳血管障害などの場合は，その上で生じている心因性症状に対して音楽療法はむろん効果がありますが，より病気の本質に効果を求めるならば神経内科やリハビリテーション的な音楽療法の比重の方が多くなりますので，この書では主に体因性疾患以外に重点を置き，内因性の疾患と，心因性の疾患（いわゆる「神経症」，もしくは広くとって「神経症圏」と呼ばれる）に分けて，音楽療法を述べます．そしてこの章では，近代の精神医学の成立と音楽療法の誕生を巡って，この2つのグループ（「内因性疾患」と「神経症」）を頭におきながら，記していきます．

2. 近代精神医学の歴史と音楽療法

精神科領域の音楽療法は，近代の精神医学の誕生・発展と歩みを共にしています．音楽療法そのものの歴史は，さまざまな成書に詳しいので，ここでは，近代精神医学の成立と並行して，精神科の音楽療法の成立について取捨選択しながらたどってみます．主に濱田 (2011)，阪上 (1995)，松本 (1987)，村井 (1973, 1995)，Alvin (1966/櫻林他訳, 1969) などを参考にしています．

(1) 精神病概念の成立

主に内因性疾患（精神病）を対象とした近代の精神医学の萌芽はおおむね18世紀後半〜19世紀前半ごろとされ，「精神医学」の語は，1808年に，ドイツの内科医・解剖学者のライルが初めて用いたとされています（濱田, 2011）．18世紀後半に始まった産業革命を機に，地方を離れて人々が街に集中してゆき都市が成立すると，いわゆる労働者階級が生まれ，その中で公共の秩序について行けな

い人々が目立つようになったと言われています．今でいうホームレス（昨今とは事情が異なるかもしれませんが）の人たちで，いわゆる浮浪者，放蕩者と呼ばれた人々です．産業革命を経験していない江戸でも，都市国家の成立とともに同様の現象が起きていたとされています（松本，1987）．参考までに，都市化と統合失調症に関連して，2000年に発表された統合失調症の患者さんの長期経過調査（Kurihara, 2000）をみてみますと，初回入院から5年過ぎた患者さんを東京とバリ島とで比較すると，社会適応や再入院率には差は無かったものの，5年間の総在院日数は，バリでは東京の1/5，服薬率は同じく1/3であったという報告もあり，やはり都市化が進んだ環境の中では精神症状が強く表れやすいということがいえるのかもしれません．

　話は産業革命の頃に戻りますが，その時代の都市国家成立の中，適応の難しかった人々は収容所に収容される運命となりました．ところが，その人々を詳しく観察すると，一部には精神症状があるために適応ができないのではないかと思われる人々がいることに気づかれていきました．フランスのビセトール病院の院長となったピネルらが，そういった人々を「必要なのは収容ではなく医療，看護である」と主張して鎖から開放し病院に移送したとされるエピソードは有名で（後に神格化によって作られた話という説もありますが），そのエピソードに象徴されるような治療や人道主義的な動きが始まったことは事実とされています（竹中，2007/富永，1998）．ヨーロッパ各地には巨大精神病院が出現し，「収容」から「入院」に転じた患者さんたちをよく観察して特徴を整理し，症状に名前をつけて精神症候学が成立して，やがてピネルとその弟子エスキロールなどによって近代精神医学が発展してゆきます．その後に精神病においてはクレペリンにより，「早発性痴呆」（現在の統合失調症に相

当）と「躁うつ病」，ブロイラーによりやはり現在の統合失調症に相当する「精神分裂病群」の概念が提唱され，現代の精神疾患の基礎ができあがりました．

（2）神経症概念の成立

　少し時間は遡りますが，心因性の病態「神経症」の概念は，異なる流れの中で生まれてきました．ウィーンの社交界で，カリスマ的な人物として有名な，メスメル（1734～1815）という人物がいました．精神医学的にはほとんど評価されていませんが，多くの貴婦人を集め「動物磁気治療」と自ら呼ぶ不思議な施術をしていました．その理論は，天体に流れている普遍的な流体があり，病気はその流体の調和のある配分が狂っていることから生じるものと考えていました．むろん実体のないもので，科学的に証明はされない荒唐無稽な説でしたが，一人の人間が，他の人たちに精神の変容を引き起こすことができるという点においては，着目されることがあります．

　このような暗示，そして催眠をより科学的に検討し始めたのが，パリのサルペトリエール病院シャルコー（Jean-Martin Charcot, 1825～1893）でした．シャルコーのヒステリー研究は，江口（1999）の表現を借りるならば，「無意識の発見」に大きく寄与したジャネやフロイトなどの力動精神医学の開拓者に決定的な影響を与えたとされています．身体的に異常のない人に手足の麻痺が生じ，それらが催眠暗示で引き起されることもあれば逆に良くなることもあるという現象などを基に，ジャネは，症例イレーヌ（献身的な看病にもかかわらず若くして母親を病気で亡くし，その後に母親の死をめぐる記憶喪失と，夢遊病のような発作を繰り返した）を呈示して，「意識野の狭窄」という現象を発見し，（イレーヌの場合には母

親の死による強い悲嘆の感情などにより）心的なエネルギーが消耗し心的緊張が緩むと，人格から解離していた部分がさまざまな症状（イレーヌの場合には夢遊病のような発作）となって，自動症的に出現すると考えました．同じ頃フロイトは，無意識の中に抑圧されていた感情や衝動などが，防衛が緩むことによって顕在化してくるという精神分析の理論を作り上げてゆきます．フロイトの創始した精神分析療法は広く受け継がれ，エス（本能衝動）と外界（両親，家族，社会）のどちらに重点を置くかによってフロイト派と新フロイト派に，心の発達を現実主義的にみるか内的対象関係に重きを置くかで，自我心理学とクライン派の対象関係論に分かれていったとされています（山田, 1999）．臨床心理学の世界では，フロイトの理論は科学というよりも人間の主観性を進化させた理論であり，客観性を重視するには行動主義心理学が適しているといわれることがあります（下山, 2001）．このようにさまざまな見方がありますが，臨床的には，病状にもよるものの，病像や患者さんの心の理解に際してはフロイトの理論は今でも大変参考になりますし，その価値はゆらいでいません（その上で治療においては認知に重点を置いた認知行動療法が現在はとても役に立つという印象を持っています）．

　いずれにしても，身体に明らかな原因があるものを除くと，精神医学の対象としてはこのような内因性と心因性の病態の2つが歴史の中で異なった流れで見出されてきたといえるでしょう．先に述べましたように，現在は科学的・客観的な精神医学が求められる時代になりましたので，このような原因別の仮説は言われることは少なくなりましたが，やはり臨床では，この2つの大きな流れを頭に入れた上で，お一人お一人の個別性に気を配りながら適切に心を理解し，その上で最良の治療を施していくことになるでしょう．そしてそれは音楽療法でも同じです．

(3) 精神科の音楽療法の流れ

　音楽療法に目を転じると，音楽が精神の病を患っている方に何らかの効果があることは，古くから気づかれていたようです．1804年の Atlee の論文（Atlee, 1804）には，「精神攪乱」をきたしていた患者が，かつて愛奏していたフルートで自らが好む曲を演奏することにより，楽しかった多くの出来事を思い出し，少なくとも一時的には精神病的な思考が停止したと記されています．また，Haisch の報告（Haisch, 1974）を参考にいくつか例をあげると，Cox は1806年に，何週間も動かずにベッドで寝ていた精神病患者がフルートの音に励まされ起き上がり服を着替え，働き出して「元の状態にまで回復した」と記載しています．Damerow の記載によると，ある女性がチャペルで歌を歌ったところ，精神の病を患っていた女性の精神状態が著明に平穏になったのをきっかけに，その歌手が男性患者の集まりに呼ばれ歌を歌うことになり，その結果，不穏で騒いでいた患者が音楽に集中し始め静かになり，さらには終了後には理性的な様子に戻り，「感謝を述べたい」と歌手に落ち着いて語りかけるようになったとされています．統合失調症への音楽療法の効果は，一部の症状を確実に改善させるという，信頼性の高い報告が世界で増えてきていることは後に述べますが，そういった変化は，音楽療法のさなかに，たとえば表情も険しく無言だった方が一時的にごく自然な態度・振る舞いに戻る瞬間が現れることなどから始まるので，これらの報告もそのような現象をしっかり書き留めたものだと思われます．

　先に述べた巨大精神病院では，その成立と共に，病院での音楽活動が始まっているという記録があるようです．Haisch はイギリス，フランス，イタリア，ドイツ語圏各地の音楽活動の実態を報告して

おり，それによりますと，歌唱や楽器演奏，合奏や踊り，音楽祭など，さまざまな形態で行われていたようです（阪上，1995）．しかし音楽の有効性についてはさまざまな議論があり，たとえばハインロート（Heinroth）は，「音楽は，感覚的な快楽の一つであるため，音楽から得るものはないので，音楽を聴くことを強制してはならない」（1823年）と記し，ノイマン（G. K. Neumann）は1822年に「治療方法としての音楽については，聴くこと自体には効果はなく，レッスンの道具として楽しむことに価値がある．楽しみは定期的で真面目な練習によって得られるものであり，そうしてこそ有益なものとなる」と述べました．そんな中，G. M. Burrow は1827年に，「音楽は，精神疾患が比較的軽度でも重度でも，大いに熱中できる場合に効果的であり，一部には最大の効果が得られる精神病患者群が存在する」と指摘しています．おそらくは，すべての患者に効果があるというよりは，しっかりと適応を考えれば，相当な効果が上がることがだんだんとみえてきたのかもしれません．

　C. Mass は1847年に，集団での音楽活動が患者の隔離をなくす効果があるとして，「音楽は経験者だけが練習するものではなく，未経験者も学べるようにすべきで，たとえば週に1回，聖歌隊の指揮者の指導の元に集まり，合唱に大人数を必要とするような楽曲の練習をするような場合には，その精神は音の調和によって何倍にも促進される」として，「このような活動が多くの精神病院で行われるべきである」としました．

　やはり，心を病む人々が，快適とは言えない環境でつらそうに過ごしているときに，音楽で癒したいと思うのは，人間の共通の心性なのでしょう．そこに音楽療法が生まれる源流の一つがあり，やがてさまざまに議論がなされ，音楽の療法としての価値が検討され始めたのでしょう．先に出てきたピネルの弟子エスキロール（Esquirol JED）も精神医療の現場に音楽を推奨し，適応原理の不明確さを指摘しつつもその価値を認めていたようです（Alvin, 1966）．

　20世紀初頭にはアメリカでも同様の精神科病院の展開と，そこでの音楽活動が行われるようになり，人里離れて建立された精神科病院のもとへの慰問演奏活動が活発になりました．そのような活動を行っていたエヴァ・ヴェスツェリウスは，それまでの精神科病院での音楽活動のあり方に疑問を感じ，患者さんにとってより好ましい音楽のあり方があるのではないかと考え，さまざまな活動を行いました．音楽の効能を強壮剤（Tonic），興奮剤（Stimulant），鎮静剤（Sedative），睡眠薬（Narcotic）の4つに分け，強壮剤に当たる音楽として，タンホイザーの巡礼の合唱やショパンのプレリュード第1番など，興奮剤にはリストのハンガリー狂詩曲第2番やシュトラウスのワルツなど，鎮静剤にはベートーベンの田園交響曲，サンサーンスの白鳥，ジョスランの子守唄など，睡眠薬にはシューベルトのアヴェ・マリアやメンデルスゾーンの歌の翼に，賛美歌や黒人霊歌などがあげられています（Vescelius EA, 1918）．むろんこれらの楽曲の効果は，薬物のように常に一定の効果が得られるとは限りませんが，効果という視点で音楽をみるという，音楽療法では必要な観点がこの頃から研究報告として明確に指摘されるようになってきました．これらの活動が，精神科病院で生じるホスピタリズムを逃れ社会復帰を目指す上で音楽の必要性を説いたヴァン・デ・ウォールに受け継がれ，ガストンやギリランドらの尽力によりアメリカでの音楽療法が発展を遂げたのは周知の通りで，1950年に全米音楽療法協会が誕生し，1958年には英国音楽療法協会，1959年にオーストリア音楽療法推進協会が設立され，その後はヨーロッパ，中南米，ニュージーランド，オーストラリア，アジアに広がっていきました（岡崎，2015）．

20世紀後半には，精神科に関連した，体系だった音楽療法もいくつか考案されました．患者さんにまず提供するのは，その患者さんの「気分」や「テンポ」に等しい音楽（たとえばうつ状態の患者さんには悲しい音楽，軽い躁状態ならばテンポの速い音楽など）が望ましいとする有名な同質の原理（Altshuler, 1954），プログラムに沿ったクラシック音楽を聴取し，セラピストのガイドの下で視覚的イメージを浮かべて無心に追跡して，そのイメージについて振り返る中でたとえば人生に新しい意味を見出すとする，音楽によるイメージ誘導法（GIM: Guided Imagery and Music）（村井訳，Bonny著, 1973），即興音楽を用いて無意識を探る分析的音楽療法（古平, 2005）などです．GIMや分析的音楽療法は，世界五大音楽療法の一角を占めています（村井, 2002）．また日本の禅が着想の一部となったとされる，神経症・心身症（および健常者）の精神衛生向上や自然治癒力の回復を目的とする，ドイツ人 Schwabe C が創始した調整的音楽療法（RMT: Regulative Musiktherapie）も有名です．

　このように，20世紀後半にはとても明確に理論立てられた音楽療法の技法が誕生しています．これらは主に，心因性の病態について，精神医学的な面からみても充分に得心のいく理論のように感じられます．

　一方で内因性疾患である統合失調症については，早くから病院での音楽療法が開始され，近年では確実に医学的な有効性・エヴィデンスが得られているにもかかわらず，明快な理論は今のところみあたりません．健常者心理の延長とは少し異なる精神病理学（主に健康時にはみられない現象をもとに，病的現象を通して健康を推し量る「病理法」を用いて考察する精神医学の研究分野）が必要になるからかもしれません．最終的には本書では，統合失調症の病態に音

楽が作用する機序（メカニズム）についても考えてみたいと思います（「精神病理学モデル」と呼ぶほど大仰なものではありませんが，そのような位置づけをめざします）．それは，病気に限らず，我々が日常で音楽を楽しむことと本質的には同じで，さらには作曲家の音楽創造の際の精神のあり方ともつながってきます．

　このような精神医学と音楽療法をめぐる概観を踏まえた上で，次章では，まず音楽の作用や心身への効果などをたどり，次に心因性の病態の音楽療法について，症例や，ジャズ・ピアニストで即興演奏の大家であるキース・ジャレットの論などを参考にしながら述べてみます．

第3章
音楽の作用と神経症圏の音楽療法

　まず，広く音楽の作用としてあげられているものをみてみます．その後に，必ずしも精神面の治療の必要のない人（いわゆる健常者）を念頭に置いた心身に対する音楽の効果，そして心因によって症状が現れている方（いわゆる「神経症圏」）への音楽療法をめぐって記します．なお，これらの境目は明確ではなく，「神経症圏」とは，第2章で引用した古茶らの表現を借りると「正常との間の明確な境界線を引けない心的な偏り」となります．

1. 音楽の作用

　古くは，メリアムが音楽の「機能」として以下の10項目をあげています（Radocy著，徳丸訳，1985）．すなわち，情動的表現，美的楽しみ，娯楽，コミュニケーション，シンボリックな表現，身体的反応，社会的規範への服従への強化，社会制度と宗教的儀式の有効化，文化の持続性と安定性への貢献，社会の統合への貢献の10項目です．アルヴァン（Alvin著，櫻林訳，1969）は，音楽がもたらす心理的反応として，コミュニケーション，同一視（自分と音楽，自

分と作曲家などとの同一視や，音楽が自分の人間的特質を表現できることなど），連想（音楽がいろいろな出来事や，気分や，それにまつわる感情の記憶を想起させる），映像（音楽は映像や感覚を引き起こし，個人性や時間空間が消失したり別の次元を取得したりする心的状態に至る），自己表現（深層の情動を意識にもちこみ，それらの流出に必要なはけ口を提供する），自己認識（内的自己を探求し発見するのを助ける）をあげ，身体面としては，自律神経系への影響や，演奏時の運動統制や空間判断，聴覚的触覚的知覚を要請するなどの身体との関連を指摘しています．松井 (1980) は，治療の道具としての音楽の特性として，以下の 10 点を指摘しました．「音楽が知的過程を通らずに，直接情動に働きかける」「音楽活動は，自己愛的満足をもたらしやすい」「音楽は人間の美的感覚を満足させる」「音楽は発散的であり，情動の直接的発散をもたらす方法を提供する」「音楽は，身体的運動を誘発する」「音楽は Communication である」「音楽は一定の法則性の上に構造化されている」「音楽には多様性があり，適用範囲が広い」「音楽活動には統合的精神機能が必要である」「集団音楽活動では社会性が要求される」．村井 (1995) は，生理的作用として聴きたい音楽を聴いた際に身体的なリラックスが生じることを過去の研究を踏まえて指摘し，心理的作用については気分の転導（同質の原理と異質への転導），感情の誘発，発散，感情の高揚・鎮静・正常化・浄化，励まし・慰めの 5 つに整理しました．阪上 (2007) は音楽の治療作用として 23 の項目をあげました．それらは，生理作用（脳神経系，自律神経系，内分泌系，免疫系），多感覚性，身体運動，興奮・鎮静作用，発散作用，歌詞の意味感情，音楽行動と認知，誘発作用，退行，皮膚感覚（現実のリアルさ，実体的実感），共同体性，共時代性，間主観性，トランス，音楽という生命，超越性と現実性，美的次元と強

さ，2つの非言語性（構造的非言語性と一次的非言語性），時空間性，主観性と客観性，能動性と受動性，これ性と個体化（音楽に〈なる〉こと，〈1つの生〉＝音楽），そのほかの特性，として列挙されています．各項目の詳細は著者の書に譲りますが，著者自身が，予想を超えて多様多岐にわたり列挙することになったと述べています．

　このように，音楽の作用を言葉でまとめようとすると，非言語的なものを言語的に置き換えようとするがための必然的な難しさが伴い，整然と網羅するのは容易ではないようです．先達がまとめたこれらの各々の項目も，それぞれが独立しているわけではなく重なる部分も多く，音楽の特性を言語で整理することの難しさが感じられます．ですのでこれらのさまざまな分類は，どれも正しく，役に立つものばかりと思われますし，筆者が今から新たな分類を試みても意義は小さいかもしれません．そこで本書では，音楽の心身への効果について注目に値する研究成果を紹介していき，その後に音楽の心への作用と合わせて検討して，神経症圏の音楽療法につなげていきます．

2. 音楽の心身への効果

　音楽の心身への効果については，数多くの報告がなされています．心理的（心への）作用と生理的（身体への）作用は分けて解説されることが多いですが，心身の相関を踏まえると，先のアルヴァンも指摘しているとおり，心理的作用と生理的作用を分けるのは難しいかもしれません．ここでは，いろいろな心身への作用の報告を紹介することで，大まかな傾向をつかむことができればと思います．

第3章　音楽の作用と神経症圏の音楽療法

　1989年から2013年までの，神経伝達物質やホルモン，白血球，血圧・呼吸・心拍数，免疫などへの音楽の影響を検討した63報告のレビューが2014年に発表されていますので参照してみます(Fancourt, 2014)．なお，この63研究はすべてRCT（randomized controlled trial，無作為化対照試験）と呼ばれる，最も信頼性が高いとされる研究デザインによるものです．
　これらのうち，さまざまな指標を用いて心理学的反応を調べた報告は28あり，そのうち22研究で効果があるとされ，心と身体の変化が一致したという報告もみられました（たとえばSTAI（State-Trait Anxiety Inventory）の変化と，ストレスを感じると高まるホルモンであるコルチゾールの変化が一致していたなど）．血圧などの生理学的反応を調べた研究は21で，うち16研究で血圧，心拍数，呼吸数の減少がみられています．神経の反応を調査したのは15研究で，うち3研究でリラックスをもたらす音楽を聴くとアドレナリンとノルアドレナリンの減少（＝交感神経系が鎮まり心身が戦闘態勢から解放される）がみられました．ホルモンの（内分泌学的な）反応を調査したものは32あり，うち29もの研究でコルチゾールレベルを低下させるという意見の一致をみています．さらにそのうちの1研究では，選曲が実験者によるのか被験者自身によるのかで比較すると，自身で選んだ音楽の方が明らかに反応するとしています．免疫について調べたものは13あり，うち8研究で，免疫の作用の指標となるIgAレベルの増加をみています．そのうちの1研究では，やはり好みの音楽の（かつ聴く本人が音楽を選ぶ作業に関わる）場合が，最も反応が良いという結果が得られています．
　これらをみてみますと，音楽を聴くことで，おおむね心身に明らかな好ましい変化があり，データ的にはストレスホルモンの減少，

血圧などの値に示されるリラクセーションの高まり，交感神経の鎮まり，免疫機能の高まりなどが認められ，それに加えて自分の好みの音楽が用いられるとより良い効果が得られるといえそうです．このような音楽の効果が望めるのは明らかになりつつあり，一般の人にとっては，特に音楽療法と銘打った方法でなくとも，健康増進に向けた音楽の効果が発揮されることが期待されます．

3. 心への作用とその理論

　音楽と心の関係について焦点を絞ってみますと，たとえば音楽は個人的体験を投影する（音楽に自分の感情を映し出した上で，その感情を音楽から感じとる）機会を与える（Farnsworth）(Ruud著，村井訳, 1992) とされており，評価尺度（「陽気」～「どちらでもない」～「陰気」）を用いた研究において，自らの気質を「陰気」と評価する被験者は，さまざまな感情（悲嘆，喜び，穏やかさ，愛，エロチシズム，嫉妬，不思議，悲惨，等）を音楽に見出す傾向がみられています．すなわち，精神的緊張を持つ人は，音楽への投影が生じやすい (Sopchak, 1955) ようで (Radocy著，徳丸訳, 1985)，何らかのストレスを感じていたり，満たされない気持ちでいる時などは，音楽に気持ちを向けやすく，音楽と一体化しやすいといえそうです．

　音楽との一体化，すなわち同一化（視）（対象の特性を自分の中に取り入れて自分のものとする「取り入れ」と，自分自身を相手に映し出す「投影」が同時に，しかも補い合うように生じる）が起こると，自己の一部と他者の一部を重ね合わせる間主観的な心的変化が生じます．なお間主観性とは濱田 (1994) によると「経験論的な，関係を越えた超越論的な自他の共同化」とされており，自他（はじ

まりは母子）間に生じる一次間主観性から，外界の対象を含む三者間に生じる（はじまりは生後半年以降に発達する，共同注意）二次間主観性という進展をたどるとされます．このようにして起こる投影同一化（視）は健康な正常のコミュニケーションの基礎となる重要な概念とされており（加藤，2011），のちに症例でも触れますが，音楽はこれらの関係性を一瞬にして築き，深いコミュニケーションを即座に，容易に成立させうる，独特の地位にある媒体のように思われます．

　先に述べたとおり，音楽の心身への効果はきれいに分けられるものではありませんが，たとえば精神医療での治療は大きく薬物（身体）療法と精神（心理）療法に分けて整理することが多く，そうすることでわかりやすくなる面があるのは確かです．音楽療法は精神療法に属するので，次に主に心への作用に絞り，先に紹介した村井（1995）による音楽の5つの心理作用（気分の転導，感情の誘発，発散，感情の高揚・鎮静・正常化・浄化，励まし・慰め）を引用・確認し，その後に精神療法との関連を考えてみます．

(1) 気分の転導

　音楽構造の力動が感情の力動に合致するがために，音楽は人の感情を動かすという考えです．力動とはもともとは，ある個人（集団に発展させることもある）における葛藤やその解決，適応しようとする無意識的な努力などの心理的メカニズムのことですが，ここで村井が述べる力動は，更にもう少し広い意味合いで，心の動きと音楽の動きが類似していると捉えるほうがわかりやすいかもしれません．人間の感情は，強い精神症状がない限りは，脈絡を持って動いています．不安，落ち着かなさ，憂うつなどは，多くの場合ではさ

かのぼると時間的な脈絡があります（心因性症状の特徴です）．音楽も，和音の時間的つながりは，（それをあえて分断しようとして作られた一部の音楽を除いては）常に保たれています．そしてその脈絡が，感情の動きに類似しているので心を捉えるという考えです．

　村井によると，気分が転導してゆく入り口では，有名な「同質の原理」が働くとします．音楽を享受する人の感情と音楽の感情との一致が生じ，その一致によって対象者は音楽に引き込まれてゆく．しかし同時に，音楽は必ずしも同じ気分だけを持つとは限らず他の種類の気分も存在するので，音楽体験の中で自然にその気分に同化するとされます．哀しげに始まって明るく終わる音楽（たとえばモーツァルトのピアノ協奏曲第 20 番など．もちろん他にもたくさんあります）などは，そこ没頭しているうちに何らかの気分の変化が生じて，終わる頃には聴き始めた時とはかなり違った気分になっていることが多いでしょう．

　音楽心理学者マイヤー（Meyer 著，大串監訳，1998）は，まず感情の一般理論として「将来のコースがわからない状態が始まると，明らかにしたいという心理的傾向が生じそれが感情になるが，その状態が続けば人は疑いを持ち，確信のない状態へと投げ込まれ」「不安，恐怖をすら感じ始める」としています．そして「音楽で経験する不安による緊張は，実生活で経験するそれらと非常によく似ているので，力強く，効果的に感じられる」ことを指摘した上で，「日常の経験では傾向の抑制によって生じた緊張は解決されず，無関係な出来事の洪水の中にまぎれてしまうが，音楽ではその傾向は解決され，結論を出す」と述べました．すなわち音楽は，さまざまに変化しながらも最終的に和声的な解決に至ることで，不安や緊張を解決するとしています．音楽による気分の転導が良い方向にもたらさ

れるとすれば，このような機序も関わっているのでしょう．
　なお，「同質の原理」とは反対の「補償の原理」という仕組みも知られています．シャウプらの研究によると，被験者に「最もよく理解してもらえると感じる」音楽を選んでもらうと，攻撃的な気分にある人は平和な音楽を選び，疲れた人や悲しい気分の人は生き生きとした活気のある音楽を求めたとして，「同質の原理」とは反対の結果を報告しました．両者を視野に入れて検討したスマイスタース (Smeisters, 1999) は，どちらの原理も存在し，それらは元々の気分や聴き手の人格特性などに左右されるとして，たとえば悲しみの気分をもつ人であっても，音楽に対し投影を求める場合にはテンポの遅く暗い悲しげな曲を選び（同質の原理），悲しみをコントロールしたいという欲求があると中立的な性格を持つ音楽を好み，悲しみに抵抗したりそれを抑圧したりしたい場合には強烈で攻撃的な音楽を好むなどの，さまざまなバリエーションが見出せたことを報告しています．
　これらを全体的にながめて考えてみますと，おそらく，比較的エネルギーがある場合には，最初から，同質ではない，自ら転導させたい方向の気分を持つ音楽を選ぶ（補償の原理）ものの，よりエネルギーが落ちて，音楽に対して強い支えを求めたいときには，同質の原理を想定して選曲するとうまくいくということかもしれません．

(2) 感情の誘発

　現在持っていない感情が，音楽によって誘発されることです．この現象には，音楽そのものの持つ気分・感情と，対象者の特性（どのような音楽が好きだったか，などの音楽歴も重要）の双方が関係してきます．感情が誘発されることで，それまで言語的表出の少な

かった方が，突然，自発的に語り始めることがあるのはよく知られています．

(3) 発散

歌唱，楽器演奏などの能動的音楽活動が発散になることはいうまでもなく，鑑賞中にも，よく知った音楽を自分の中で「なぞり演奏」していることがしばしば経験されます．また，知らない音楽でも非常に関心を持って聴き入っている場合は，演奏と同じような積極的な参加がみられるといわれます．能動的な音楽活動はもちろん，受動的音楽活動も発散をもたらしうるのでしょう．

(4) 感情の高揚，鎮静，正常化，浄化

①の気分の転導に関連して，音楽体験の用い方によりその転導の方向をさまざまに設定できることを指します．いわゆる気分の高まる方向，静まる方向や，中立的な方向などがあり，音楽作品は結果としてそのような一定の方向性を持っている（もしくは聴き手にそう感じられる）ので，音楽療法では，これらの作用を意識してプログラムや伴奏，進行そしてディスカッションなどを方向付けて行くことになります．たとえば活動性の低い集団が対象であるならば，（歌うにせよ聴くにせよ）最初はなじみのある静かめな音楽から開始し，曲や曲間の話題やディスカッションを，脈絡を重視しつつその時の全体もしくは個人の感情と乖離しすぎないよう気をつけながら進め，徐々に活動性の高い音楽に移行して感情を賦活したり意欲を高めたりしていく，というような組み立て方をします（いろいろな条件や状況があるので，無数のバリエーションがあると思います）．

(5) 励まし，慰め

　多くの方が音楽に励まされ慰められたという経験があると思いますので，音楽はこの作用を本来的に持つことに，説明は不要かと思います．

4. 精神療法との対比

　上記の音楽の心理作用を，精神療法の枠組みと対比させて概観すると，音楽体験そのものが精神療法的な側面を持つことが確認できます．ここでは，西園（1990）による4つの精神療法の枠組みを引用します．精神療法が表現的・支持的・洞察的・訓練の4つに整理されていますので，各々を簡単に解説し音楽の作用を対比させてみます．

(1) 表現的精神療法

　治療者が，患者の不安や解決困難な出来事を傾聴することで，その出来事に伴う不満，憎しみ，悔しさの感情も表現されることをさし，論理性や客観的事実よりも，患者の感情の発散が十分なされることにより，心理的事実を明らかにすることが意図されます．すべての精神療法の出発点でもあります．音楽の心への作用としてあげられた発散や感情の誘発などと共通点を持つので，音楽体験だけでも表現的精神療法的側面が生じることは十分ありますし，音楽療法士が介入する場合には音楽体験の提供の仕方や工夫によって，より明確に実現させることができるでしょう．

(2) 支持的精神療法

　心理的原因に直接働きかけることはしませんが，不適応を起こし

ている患者の自我に働きかけ安定を図ろうとするもので，慰め，安心づけ，再保証，説得，励まし，助言などを行うものです．音楽体験そのもの，そして場合によってはやはり音楽療法士による音楽体験の提供の仕方や工夫によって，音楽の心への作用に含まれる気分の転導，感情の高揚，鎮静，正常化，浄化や，励まし，慰めなどが，支持的精神療法の役割を果たしえます．

(3) 洞察的精神療法

心理的な因果関係や，無意識に抑圧されていた心的内容，それらの意味や関連を再発見し理解し直す心理過程を探ることとされます．後述する即興を用いた音楽療法では，音楽がこの洞察的精神療法を成立させる上で大きな役割を果たします．

(4) 訓練療法

新しい学習，再学習，あるいは訓練などの体験を通じて適応性の改善を図ります．集団の音楽療法における役割の獲得や集団での振る舞いのモデリングなどはここに含まれる側面があるでしょう．どちらかというと発達障害の音楽療法などでこの枠組みが用いられることが多いと思われます．

このように，日常生活においては，自らの音楽を求める気持ちのままに聴きたい音楽を聴いたり，歌ったり，何らかの音楽活動をすることで，ある程度の心身への効果や精神療法的効果が期待できそうです．しかし，何らかの理由で心のバランスが乱れてしまった方には，音楽療法士がこれらの音楽の作用を念頭に置き，たとえば以下に述べるような簡易精神療法の枠組みを参照しながら音楽を適切に用いることで，その効果をより発揮させることができるのだろう

と思います.

5. 心因と音楽療法

(1) 簡易精神療法

　　まず,通常の精神科外来などで広く行われている,簡易精神療法（小精神療法）について確認します.精神療法の理論や技法は数多くありますが,特定の論理に偏らず,多くの疾患や障害,症状に共通して適応できる,良い意味で広く浅い枠組みは,実はとても重要です.

　　馬場（謙）(1990) がまとめている簡易精神療法の解説を参照します.治療者は患者が自己の内面を率直に表出できるように自由な雰囲気をつくるように努め,中立的受身的な態度から一歩脱し,情緒的な受容と支持の構えに裏づけられた,より能動的な態度を前面に出して,ときには現実問題の調整や問題解決法の指示など,教育的な働きをも引き受けていくとされます.それはもちろん程度問題で,その時点における治療状況や患者の心理状態に即応させる必要があります.

　　治療の目標は,全般としては,①症状の軽減や除去,②家庭や職場における状況的・対人的困難の解決と適応性の改善,③弱化した防衛（後述）の再建,④人生の課題に直面する姿勢と社会的役割の確立,などがあげられていて,現実の生活状況や対人関係のなかに直接映し出された問題を焦点にすえて話題にしていきます.そのことによって自我の統合機能（後述）の回復を図り,現実の諸問題を解決する方法を話し合いつつ,人格の退行を介さず（あまり深層心理には介入せず）に,より直線的な成熟を目ざすとされます.

具体的には，①受容と支持，②除反応（カタルシス：無意識内に抑圧されてうっ積した欲動や感情を外に放出し心の緊張がほぐれることで生じる効果），③明確化（なぜ病気になったのかではなく，現在何に悩み，何に圧倒されているかを明らかにする．症状の輪郭が明らかになれば，それだけ耐えやすくなると考える），④保証や説明，⑤解釈（ただし防衛機制の解釈については，一般には，現在の問題と密接に関係する表層的な解釈にとどめる）などを行います．

　心理療法の枠組みは数多くありますが，前述のように，多くの人に利益がもたらされ，治療者側も比較的容易に取り組みやすい方法論は，現実の治療において多くの人の利益につながります．音楽療法にも，やはりたくさんの理論や議論がありますが，こういった取り組みやすい簡易精神療法のような枠組みと音楽を組み合わせることで良い効果が得られるならば，音楽療法が広く普及する助けになるのではないかと思います．それは筆者の願いの一つでもあります．

　おそらくは，心因性の症状を念頭に置いて行われる音楽療法の場合は，ここまで述べてきた，音楽の作用と精神療法との対比，そして簡易精神療法の枠組みを参照することで，一定の効果をあげることができると思います．

　しかしもう一段病理が深い場合，音楽療法ももう少し心の深い部分に到達する形で行うことも有益だと思われますので，そのようなケースについてこの先に述べてみます．

(2) 音楽と無意識

　前述のように，心因によって症状が現れている状態は古くから「神経症」と呼ばれてきました．あまり使われなくなった言葉です

が，今でもその考え方は患者さんの心の理解のために役立つことが多々あります．症状の現れるメカニズムとしては，よく知られているフロイト（Freud S）の説が基本にあります．フロイトは人格の構造論（保崎編, 1990）として，心を大きくエス，超自我，自我の3つの「装置」に分けるモデル（第二局所論）を作り上げました．1つめのエスはイドとも呼ばれ，ただただ快を追求し不快を避けようとする「快感原則」にのみ従って衝動を解放し欲求を満足させようとする部分（性衝動や攻撃衝動などからなる）であり，そこでは時間の観念がないので，たとえば幼児期にここに抑圧されたエネルギーは，成長しても失われることはないとしました．超自我は，幼児期における両親の禁止や威嚇，社会的道徳などが内在化され，発達とともに自我から分かれて形成されたものとされています．この部分は，エスの本能衝動のほしいままの充足に対して禁止を行い，それでもそれに逆らって衝動の充足を行う場合には罪悪感を生じさせる，自我に対する裁判官のような役割があり，検閲，自己非難，自己観察の機能を持ち良心や理想の形成などに関わっているとされます．このようにエスと超自我の間で，衝動と禁止がせめぎ合うので，その間を調整するのが自我です．自我は，防衛機制という心の動きによってエスを支配し，自分の外界が許容する適応的な形で欲求を満足させようとして，超自我からも批判されないですむバランスの取れた形でエスをコントロールしようとします．ここでは現実の要請に合わせて快の追求を延期したり断念したりする「現実原則」が働いており，この働きを適応機能と呼びます．他にも自我には，外的環境の知覚，識別，記憶，判断，学習などを担い，外界を認識したり判断したりする現実検討と呼ばれる機能や，コミュニケーション機能，精神活動をまとめあげる統合機能などがあります．これらのうち特に適応機能と大きく関係するのが，自我の行

う，防衛機制というメカニズムです（適応に役に立つ心の動きという観点から「適応機制」と呼ぶこともあります）．

　防衛機制にはいくつもの種類がありますが，まず，抑圧と呼ばれる不快や不安などの感情，苦痛な記憶，耐え難い衝動などを，意識から追い出し無意識の領域に閉じこめておこうとする働きが起こり，他の防衛機制は，この抑圧がまず行われた後にこれを補う形で使われることが多いとされます（意図的に忘れよう，思い出すまいとするのは，抑制といって，無意識的に行われる抑圧とは区別します）．また，抑圧された感情や衝動は，決して消滅してしまうのではなく，無意識の領域でいつまでもそのエネルギーを保ち続けて，意識生活に種々の作用を及ぼしたり，神経症症状を生み出したりするとされます．抑圧されたことは通常の意識状態ですと思い出せなくなりますが，無意識の内容を知る方法として，フロイトは①夢，②日常的な言い間違いや書き違い（失錯行為），③神経症の症状，という形で意識化されるとしました（鈴木, 1998）．そしてその抑圧の後に，否認（苦痛・不安な現実をありのままに受け入れるのを避ける），投影（たとえばある人に嫌悪感をもっている場合に，そのことによる罪悪感や不快感を避けるために，自分の気持ちはなかったことにして相手に映し出し，「相手が自分を嫌っていて，どうもよそよそしい態度をとっている」と感じてしまう），退行（発達の段階を逆戻りしてしまういわば「子供がえり」），反動形成（憎悪が反転して「過度に愛情深い」「過度に礼儀正しい」といった不自然なぎこちない態度になる，いわゆる慇懃無礼），置き換え（満たされない衝動を他の方法に置き換える．たとえば「八つ当たり」など），昇華（衝動のエネルギーを直接満たす代わりに学問や芸術に向け換え，創造的活動を行う）などのいろいろな防衛機制が生じるとされます．ここでは各々の詳説は省略しますが，重要なのは，

自分でも気づかない無意識のエネルギーに圧倒され困惑してしまうことがあることで，昇華などの「成功的」な防衛以外の方法を用いていると，そのエネルギーが強いために適応がうまくゆかなくなるという点です．

　健康な状態では自我の防衛機制はある程度自覚でき，柔軟・適切に使い分けられます．すなわち，自分の心を振り返って，その偏りを修正することができますが，何らかの理由で自我の機能が低下してしまった神経症傾向の高い状態では，これらの防衛機制は融通がきかなくなり強すぎたり弱くなったり，不完全になったりして外界への適応を失って，無意識的・機械的に反復されるようになります．このような状態が，フロイトの立場からみた神経症，心因性の病態ということになります．

　なぜこのような話題をここで展開しているかといいますと，フロイトは先に触れたようにこの無意識の内容に気づくには，夢か失錯行為，そして神経症症状の3つをあげましたが，もう1つ，音楽も，このことに気づく手段になりうるからです．特に即興演奏は，この気付きにとても有用とされます．そこでまず即興音楽療法の事例を示し，その後に即興演奏を巡って，即興演奏家のキース・ジャレットの言葉（Jarrett, 1989）に着目し，それらを基に精神医学・心理学的に考えてみます．

6. 事例

(学術目的での発表にはご本人の許可を頂いていますが，個人情報に配慮し，論旨に影響のない範囲で変更を施してあります)

＜事例1＞　女性21歳　学生

　音楽療法に関連した即興体験のセミナー中に生じた出来事です．即興の方法は，好みの既成曲（本人の選択はジャズ歌曲）を題材として，筆者がピアノ，数名の他の参加者がパーカッションやベースなどのパートを分担し，即興を行う者は歌曲テーマの歌唱後に，決められたコード進行の繰り返しに載せ歌唱での自由な即興を体験するというものでした．即興の時間の長さや終了するタイミングなどは一切本人に任されました．演習終了後，即興演奏の録音を聴取しながらディスカッションたところ，本人は以下のように語っていました．

　即興開始後しばらくの間：「どんな音を出したいかを探っていた．探っている時間が長かった．理性の上では『もう終わっても良いかな』」と思ったが，もう少し出したいと思った．音楽が，ピアノがそう思わせてくれた」

　即興開始後5分30秒頃：「没頭し始めた．求める音が出始めて，『本気モード』になった．理性が消えてきた．『ださい』とか，他のことを考えなくなった」

　6分頃：「自分が汚い．全部出している．激しい．深いもの．言葉など，普通の場面では理性が邪魔して出ない感情が出ている．怒り，アク，嫉妬？　この曲が好きだった頃は，ちょうど大切な友人を他人に『盗られた』ような体験があった．そのときの感情は『相手を許せない』のではなく，自分に落ち度もあったので，自分に対する悔しさのような感情があった．それに似ている．言葉だと強がってしまいこれは出なかった」

　6分25秒頃の即興終了の直前：「ハッと『憎しみを出していても仕方ない』ことに気づいた．この後，受け入れられるようになった．直してゆこう，と思った」

＜事例2＞　57歳女性　統合失調症（寛解），身体表現性障害（嚥下障害）

　被害妄想が出現し54歳時に某病院精神科を受診，数カ月後に嚥下障害が出現し増悪しました．抗精神病薬の副作用が疑われましたが薬物調整によっても改善しないため精査目的でY-1年12月C総合病院精神科に入院しました．しかし検査上，異常はありませんでした．家族によると心理的動揺により増悪するとのことでした．検査がすべて終了した後，摂食機能訓練の目的でY年3月別の病院に入院．時に軽い被害妄想が生じましたが，それらは薬物療法により改善して統合失調症としてはほぼ寛解しました．しかし嚥下障害は不変でした．治療チームのカンファレンスでは，嚥下障害には心理的な要因が関係しているという評価に至り，そのことを本人に説明しました．内因の病気の面ではかなり良くなりましたが，主に心因の症状が強く残っているということになります．そこで，臨床心理士のカウンセリングをY年7月より週1回2年間施行しましたが，変化はありませんでした．家族への依存的な態度や退院に対する拒絶などから，保護されたいという願望がうかがえましたが，本人は内面を表出せず（そのことに気づけない様子でした），表面的に「食べられるまで退院しない」「訓練を頑張る」とのみ繰り返す一方で，実際の摂食機能訓練時の行為は消極的でした．良くなると退院しなければならないからだと推測されます．さまざまな治療や関わりによっても変化がないため，本人と話し合い，抑圧された感情の表出，洞察の獲得と症状の軽減を目的にY+2年6月より即興を用いた個人音楽療法を開始しました．

　「ギターを弾きたいが押弦はしたくない」という本人の希望に沿い開放弦を用いた即興とし，筆者はピアノの即興演奏で合わせました．本人の希望も踏まえながら，6弦から順にE，B，D，G，A

（後にBに変更），Dと調律して和声感や浮遊感を得られるよう工夫しました．1回の時間は録音の聴取や議論を含め50分程度，週1回の頻度で開始し，毎回「食べられないこと」「悲しさ」「娘」などのテーマや役割を決め，象徴する即興演奏を促し，録音し共に聴き返し議論しました．

　第1回のセッションでは，同一音域・同方向の四分音符のストロークが続き，「他のことを忘れて没頭してしまう」「波のイメージが浮かんだ」「夏休みに預けられた，海の近くの家にいた頃を思い出した」などと述べました．第2回，「大学時代のことを思い出した．スキーのクラブを作って，1カ月位東北のホテルで合宿した」「とても自由だった」「（飲み込めないことについては）仕事で怖い思いをしたことが関係していると思う」などと語りましたがそのことは未だ誰にも話したことがなかったとのことでした．第3回，「仕事での怖い思い」とは「仕事で談合を破り，脅されたこと」と初めて語り，第4回では「自分でいろいろな思いが浮かぶのを抑えているのだと思う」と語り，「そのように考えたのは初めて」とも述べました．第5回「仕事をしたい気持ちが出てきた」「談合破りをしたのは，今では良かったと思えるようになった」「頼る人が欲しいと思っていることに気づいた」などと語り，第6回「自分が普段思っている以上に寂しいことがわかった」「泣きたい」「いつの頃からか泣いたり笑ったりができなくなった」などと語りました．この時は，本当に泣きそうな表情をしていました．第7回「精神的にも経済的にも頼る人が欲しい」「（離婚しているので）いい人がいたら再婚したいと思うようになった」「人に頼って生きてはいけないと思っていた．父にそう言われていた．でもそうしなくて良いのかもしれない」などの発言がありました．演奏は上行・下行のストローク，アルペジオ，八分音符を交えたリズムの変化などが出

現するようになり，押弦も行い時には演奏で筆者をリードすることもありました．嚥下障害は劇的によくはなりませんでしたが，嚥下訓練の参加態度が表面的でなくなり，積極的になりました．

7. 即興のもたらす洞察

(1) 事例の考察

　事例 1 は，本来は即興の演習を体験する目的でしたが，同時期に本人に心因反応的な病態が生じていて，即興によって内面を表出することを試みたところ，本人の言うように，言語ではそれまで決して表現できなかった内面の思考や感情が一気に表出されました．事例 2 では，内面にある自らの感情には気づこうとせず抑圧したままであったのが，即興を用いた音楽療法を導入した後，それまでの数年間の言語的コミュニケーションによっては一言も語られなかった数々の記憶や感情が見出され，それに伴って，それまで即興音楽療法以外では成し得なかった明らかな内面の変化が生じました．

　このようにこれらの 2 例に共通するのは，言語的なコミュニケーションの中では表出されずにいた，通常では意識に上らなかった感情や思考などが即興演奏と共に表出され，それらについての洞察が可能になった点です．それは抑圧が緩んで無意識に押さえ込んでいたことへのいろいろな気づきが生じたのではないかと考えることが可能です．

(2) キース・ジャレットのことばから

　ここでキース・ジャレットの述べる内容を参照します．長くなり

ますが,いくつか,引用します(Jarrett K, 1989).

「僕にとって音楽というのは,目覚めた状態,覚醒状態に自分を置き,その知覚,意識,覚醒を認知し続けることにかかわったものだ.だから演奏をする時,インプロヴィゼーションをする時は,自分が覚醒した状態かどうか,すぐに,即座にわかる.自分が覚醒していないなと思った場合,もうこれはすでに覚醒しているということだ.覚醒していないとわかっていて,『あっ覚醒していないな』と感じることは覚醒した状態にあるということなんだよ.これらは同じことだ.
　[…] でも,『どうもうまく行かないなあ.意識が希薄なのかなあ』と思っているということは,すでに意識が働いている,この状態が見えているから意識が働き始めているということなんだ」.

音楽療法の即興では,クライエントの演奏にプロの演奏のような完成度が要求されることはもちろんありません(以降,キース・ジャレットの言葉を参照する際には,この点を引き算して読むことで,理解がしやすくなります).完成度という点を除けばこのキースのいうような「覚醒した状態」に至って音楽を奏でることが(「覚醒」という表現は比喩であるにしても),意味のある即興になるための必要条件と考えられます.音楽療法の場合には,その状態を目指してうまく介入をすることが音楽療法士の役割になります.

「ミュージシャンに演奏能力があり,彼の指を動かすことができる.これが第1段階.次に第2段階は,そのミュージシャンが自分の指が弾いているのを聴く.[…] この2つの段階,これが基礎段階だ.ミュージシャンである彼の指が音を出している,演奏して

第3章　音楽の作用と神経症圏の音楽療法

いる．そして，彼は自分の演奏に耳を傾けている．［…］だからそういう意味で，即興演奏というのは，覚醒した状態にいる，唯一の，確実に覚醒した状態にいるための唯一の手段だ．自分の指が弾いている音を聞いている．最初はたぶん機械のようにね．そう，それから音楽が聴こえてくる．ここまでが最初の2つの段階．第3段階は指がどのように音を出しているかに耳を傾けること．強く，弱く，あるいはそれらがどんなふうにサウンドしているか，タッチ，きみの持っているのはどんな種類のタッチか，バランスはどうだろう，これらのことを聴きとるのが第3段階だ．そうすると，最も大切な，と言うかぼくにとっての芸術の始まり，まさに第一歩がやってくる．それは，自分の指にどんなふうに音楽をプレイさせたいかが自分に聴こえてくる時なんだ．まさにその時こそ自分にとっての芸術が始まる」

「まず第一に聴く，すると気に入らないものも聴こえる．そしてどうしたいかが頭の中で鳴るわけだ．そこで，自分の欲しいものが聴こえてくると，"こうしたい，欲しい" という言葉の方向へ動いてくる．何かが欲しくなる，でもいったいなぜなんだろう？　いったいなぜぼくはこれが欲しいのだろう？［…］このこと，このwantとwhyからすべてが始まるんだ．『どうしてこれが欲しいのだろう？』とか，『なぜこうしたいのかなあ？』なんて考えないだろう？　欲しいから欲しいし，こうしたいからこうしたいと言うほかないじゃない？」

「こういうふうに考えてみるといい．まず，きみは演奏することができる．これはたしかなことだ．でも今度は，ただ演奏することができるだけでなく，きみが何を演奏したいかということ，演奏したいものが聴こえてくる．つまり，きみはこの欲望を経験している」

これらのキースの発言は，おおむね以下の2点に要約可能です．すなわち，1つは即興演奏が生まれるための3つの段階から成るプロセスで，もう1つはそのプロセスの成立のために，それ以上さかのぼることのできない「欲望」にたどり着くことの重要性です．前者は，まず音を出し，その自分の出す音に耳を傾けることで，真に自分の発したい音のイメージが内面から湧き出てくるといった，自らの内面を真に反映した即興演奏に辿り着くための音楽的なプロセスです．単なる譜面の再生や音楽的な整合性が重視されるとこのプロセスは動き出さないでしょう．「こういう和音ではこういう音階を使うと，音が合う」というような，音楽の理論を頼りに即興を行うと，この段階に至るのは難しいかもしれません．

　後者は，内面を反映した即興演奏が成立するためには，それが理由の説明の不可能な「欲望」に基づいていることが必要だということですが，心理学的な視点からの補足を試みると，フロイトはリビドーを「欲動を発現させる力」としており，類似点のある概念といえるでしょう．もちろんリビドーはキースのいう「欲望」と同一のものではありませんが，フロイトは，「神経症症状は無意識的なリビドーの願望充足のさまざまなゆがみを受けた派生物」(Freud S, 1940, 高橋他訳, 1977) と述べており，神経症圏の病態では症状形成がその抑圧に依るとされているのは前述のとおりで，神経症圏のクライエントを対象とした音楽療法では即興演奏の原動力となる「欲望」を，リビドーを象徴するものもしくは抑圧されている心的エネルギーと類縁のものとして扱うことになるでしょう．たとえば，世界五大音楽療法の一つである分析的音楽療法では，クライエントは，「即興は，抑制なく感情を表現する安全な手段であり，内面世界と外界との架け橋であることを関知することが必要とされている．多くの場合は，標題（たとえば「母親への感情」など）をつ

けた即興演奏を行い，その後にその演奏について，標題と関連させながら語り合うことが原則である．しかし，言語的に防衛的な（言語で表現するのがうまくいかない）クライエントの場合は，題を付けない即興演奏を試みるのが一般的な方法である」とされています（Bruscia, 1987/ 林監訳, 1999）．言語的に防衛的であるのは神経症圏の病態の特徴で，このような偏った防衛機制の用い方に気づいて修正してゆくプロセスは，治療上きわめて重要です．そのような目で見てみると，キースの語る内容はそのまま，不適切な防衛機制を解いてゆくプロセスにもみえてきます．

　「たとえばぼくが今 A マイナーのコードを弾いているとしよう．聴衆は，あれ，キースはこれからどこへ行くのかなと考える．でもぼくもその聴衆の 1 人なんだ．ぼくは弾いているけれど，聴いてもいる．だからぼくも同じ疑問を抱いている．『オレはここからどこへ行くんだろう？』ってね．そこで気がつくのだけれど，『待てよ，それは眠った状態にあるときに浮かぶ疑問だ』．もし覚醒した状態にあれば，『いったいほんとうにぼくはどこかに行くべきなのだろうか？　それは今か？』という疑問が浮かんでくるはずだ．どこかへ行くべきではないのならば，A マイナーのままとどまっているべきだ．これは眠った状態，覚醒状態の違いを表すよい例だと思う」

　「眠った状態にあるミュージシャンなら『さて今度はどうしよう』と考える．演奏していて自分も飽きてきたから，何か面白くしようというわけ．退屈なのかもしれない．『なぜ A マイナーを弾いていると退屈なのかな？』と考える．こう考え始めるということは，目覚め始めて，覚醒状態に入った証拠だ．なぜ A マイナーを弾いていると退屈なのか？　A マイナーでは何も変化がないから，だから

退屈なのか？　ホールによっては，またはそこのピアノによってはAマイナーに特別な響きがあるかもしれない．つまり，もしそこで何かがハプニングしているのだとすれば，そこで『さて次に行かなくては』と考えることは，そのAマイナーのハプニングした状態をこわしてしまうことになる．その状態が，どこか未知の世界へ連れていってくれるかもしれない．それを壊してしまう．つまりぼくと聴衆が分かち合っている経験を文字通り物理的に壊してしまうことになるわけだ」

「演奏していて，何かが起こり始めている，他に言い方が考えられないんだけど，何かが起ころうとしている．すると，ぼくは，それをそのままに放っておくことができる．意識的に続けさせることはできるんだけれど，それよりもっと難しいのは，それをそのままになるがままにさせるということだ．これは意識的に持続させることよりずっと困難だ」

「そのまま，なるがままに放っておく．［…］覚醒した状態で，それを維持するためにしなければならないことの中には，このようになるがままにさせるといった，言わば否定的なこと，つまり単なる自分の意志から離れることも含まれるということだ」

　ここで述べられている，たとえば「覚醒状態を壊してしまうことが，聴衆と分かち合っている経験を物理的に壊してしまう」という部分は，即興演奏場面での奏者と聴衆の本質的な関係が記されているわけですが，これを音楽療法場面に置き換えるなら，クライエントと治療者（奏者に相当するのがクライエントもしくは治療者のどちらもありえるでしょう）の関係において，意図が入り込むとその相互作用が中座してしまうということに相当します．Bruscia (1987) が即興音楽療法において「演奏の最中には，感じ，音楽に

第3章 音楽の作用と神経症圏の音楽療法

なりきり，行動しなければならない．それは音楽を通じた関係という芸術の形をとった，禅のようなものだ．このような場で思考を入れることは，うまく行かなくするブレーキをかけるようなものだ」と述べていることと同じです．

8. Negative capability と即興音楽療法

　心理療法においてもこれに似た概念があり，その一つにキーツ (Keats J) の提唱した negative capability (Margulies, 1984) をあげることができます．その詳細は森山の解説（森山, 2001）などに譲りますが，それは「他者の内的体験に接近するには，どのようなことから始めればよいか？　共感的な探究のためには，終結するのを保留しておく創造的な能力が要求される」「フッサールやフロイトは『早合点』に警告していた．平静に注意を浮遊させ続け，世界を保留しておくためには，negative capability，『わからなければならない』という生来の意向に反してゆく能力が要求される．『知りたいというのを我慢して宙ぶらりんにしておく能力』」「もっとも成功するケースは，いわば，何の目的ももくろまずに進行し，それらの中に起きたあらゆる新しい発展への驚きに身をゆだね，それらを常に開かれた心を持って迎え，あらゆる推定や予想から自由な状態でいることである (Freud, 1912)」などと表現されます (Margulies, 1984)．心理治療に携わったことのある方であれば，「結論を下したくなる」「解釈を成立させたくなる」欲望に抗することの重要さは一度ならず感じたことがあるでしょう．何が起きているのかよくわからないことのフラストレーションに耐えかね，早く症状の解釈を進めたり，表面的な理由付けをしたくなりますが，本当のことがまだみえてこない段階で，わかったつもりになってしまうこと

は，治療をうまくゆかなくする大きな原因の1つです．この「あるがまま」「成されるがまま」の状態を保つnegative capabilityは，心理療法において真の洞察に至る上での鍵となります．即興音楽療法においてもその重要性は全く同じで，この概念が音楽療法にそのまま当てはまるのはとても興味深く，音楽療法の精神療法としての特性を象徴しているようにも思えます．

そして，キースの言葉で「なるがままにさせるといった，言わば否定的なこと，つまり単なる自分の意志から離れること」と表現されるこの音楽行為は，視野を広げて考えてみると，即興演奏に限らず，すべての療法的な音楽場面において必要なのかもしれません．心理療法的な音楽療法における療法音楽が意味を成すためには，演奏し，自分の出す音に耳を傾け，真に自分の発したい音のイメージを内面から沸き上がらせるといったプロセスと，音の表出の源となる，遡及不可能な「欲望」にたどり着くこと，それにnegative capabilityを保ち不要な意図を排して音楽行為と一体となることなどが必要なのでしょう．このように，事例からみても音楽の視点からみても，即興音楽が抑圧された内面を表出する手段として優れていることがわかります．

即興を用い抑圧を緩和することの治療効果を狙う，体系化された方法の代表としては先も少し触れたメアリー・プリーストリー（Mary Priestley）の創始した分析的音楽療法があげられます．分析的音楽療法は「クライエントの内面世界を探求し，成長を求める傾向を助長することを目的として，クライエントとセラピストが言葉と音楽による象徴的な即興演奏をすること」と定義され（Bruscia, 1987/ 林庸二, 1999），即興を用いることで「音楽は聴き手の無意識を探索するために用いられなければならない，そして彼の意識の側面に，彼の内部に隠されている感情やコンプレックスを引き出して

こなければならない」とされていて，①音楽のコミュニケーション能力，②音楽が持つ言語的検閲の回避能力，③音楽が人間の内的感情生活に緊密に結合している，などの理由から洞察の深まりと葛藤の解決を期待して（Ruud 著，村井訳，1992），治療上検討が必要である感情，思い出，出来事などに関して即興演奏を促したり刺激したりします．

9. 即興の程度と無意識の深さ

　ここまでを振り返ると，後半のテーマは，即興により普段気付けない無意識を探り，深い洞察を得ることでした．しかし，心因をめぐる治療では，常にここまでの深い無意識を探るというわけではなく，もう少し現実的な問題をめぐっても（先に述べた簡易精神療法のように），いろいろな治療効果が期待できます．そして即興もうまく用いることで，そこまで深くないふとした気づきをもたらしたり，自分の何気ない感情に気づくための方法になりえるので，最後にそのことに少し触れたいと思います．

　ロベルト・アサジョーリ（Roberto Assagioli）は無意識について，上位無意識・中位無意識・下位無意識の３つの階層を示しています（Assagioli 著，国谷訳，1997）．

　上位無意識とは，高次の直観やインスピレーションを受ける領域で，利他的な愛などの高次元の感情や恍惚状態の源泉とされています．この部分の音楽との関連は後の章で触れます．下位無意識とは，フロイトの言う無意識に相当するのではないかと思われます．そしてそれらの中間にある中位無意識は，覚醒している時の心理要素から成り立っていて，（無意識ではない）意識領域への移行が容易な部分であるとされています．すなわち，分析的な精神療法や音

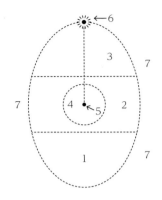

1 下位無意識
2 中位無意識
3 上位無意識あるいは超意識（トランスパーソナルの領域）
4 意識の領野
5 意識の中心のセルフあるいは「私」
6 トランスパーソナル・セルフ
7 集合無意識

◎図 3-1　アサジョーリによる意識の構造

楽療法ほどの深い洞察でなくとも，気づきに到達できる部分です．

　即興を用いて音楽療法を行う場合，先に述べたような無意識を探るような方法は最も深みのある方法ですが，その振り返る深さに合わせて，もっと簡略な即興の用い方でも，さまざまな効果を上げることができるのだろうと思います．

　即興そのものについては，音楽辞典をひもとくと，音楽全体を即興的に作り上げる「全体的即興演奏」と，既存の楽曲に即興的に装飾を加えたりするなどの即時的な変奏をしたりする「部分的即興演奏」に分けて定義されています．これを即興音楽療法と照らして考えてみますと，前者は先に述べた無意識を探るような即興音楽療法の場合に用いられる即興で，後者は，もう少し枠組みの決まった部分的な即興を用いた音楽療法に相当するように思われます．これらを踏まえると，即興の度合いに応じて，無意識への到達の深さを変えることができそうです．後者の即興には，たとえば小節数や音階，和音を決めた上で即興をしてもらったり，既成の歌でも思うように歌い方を変えてもらうようなことも含まれますし，聴取や歌の

伴奏のために音楽療法士が演奏する場合でも，さまざまに即興的に変化させるといったいわばソフトな即興的変奏が含まれます．このように，即興を（全体であれ部分であれ）用いる場合には，用い方によって洞察の程度を変えて，音楽療法を受ける方のニーズに最も適した方法を模索してゆくことが，有益であるように思います．音楽療法はこのような柔軟さを持つことが特徴であり，音楽療法士もその点を活かして，依頼者のニーズに合わせて柔軟に対応して治療目標に到達するよう工夫することが望まれます．それは，療法と名乗る以上，何よりも患者さんの苦悩や症状を軽くすることが第一の目的ですから，ある意味当然といえるかもしれません．

　ここまで，主に心因を想定した音楽療法について考えてみましたが，次の項では，もう少し重い病理，すなわち内因性疾患，特に統合失調症の音楽療法を巡って，考えてみたいと思います．

第4章
精神病圏（内因性疾患）の音楽療法

1. はじめに

　　第3章では，主に健常者から「神経症圏」の，それほど重くない病態を念頭に置いた音楽と音楽療法のあり方を述べました．本章では，もう少し重い病態である，「精神病圏」（内因性疾患）に対する音楽療法を中心に考えてみます．

　　ここでいう，もう少し重い病態というのは，第2章で述べた「階層原則」でいうと，第2・3層を意味します．少しこの点を深めてみます．

　　「病態水準」というみかたがあります．精神医学の辞書をひもといてみると，病態水準とは「精神病理，自我機能やパーソナリティの発達の程度などについて，正常水準から病的水準までスペクトル的にとらえる，患者理解の枠組みとなる概念」（加藤他監修, 2006）とあります．階層原則でいう主に第1〜3層の病理を，病気ごとに分類するのではなくスペクトラム的（連続的）にとらえようという考え方です．

　　さらに，共通点のある概念として，「単一精神病論」という考え

方があります．精神疾患は，基本的には1つの疾患のさまざまな側面を，いろいろなタイミングでみているにすぎないという考え方です．古くは19世紀のvon Zellerやノイマン（Neumann）などによって主張されていましたが（濱田，2009），その発展形として，現代でも臨床上非常に役に立つ理論が，エイ（Ey）が1930年代後半に提唱した器質力動説です．濱田の表現を引用します．

「精神機能は層構造からなっていて，下層は神経系装置から空間的に構成されている（脳に相当します）が，上層は解剖学的構造によらない時間的展開を持つエネルギー・システム（パソコンでいうとソフトウエアに近いのかもしれません）である」
「病的な状態とは脳の正常な働きが解体しはじめて退行する動きの現れで，階層の上位が上手く機能しなくなってくると，これに反応してそれより下位の水準で再度全体を統合しようという動きが生じる」〔（　）内筆者注〕

これらをやや乱暴ですがわかりやすく言い換えてみます．上位というのは，知覚，思考，記憶，意志・欲動などをコントロールしている自我機能に相当すると考えることも可能で，精神病では，この自我機能が，現時点では原因不明の何らかの理由により上手く働かなくなり，そのコントロール下にあった知覚や思考などのさまざまな精神機能が，指揮者を演奏中に失ったオーケストラの団員のように，何とかまとまろうと各々が動き始めます．しかし指揮者がいないので（実際のオーケストラでは，演奏者の技能が高ければまとまるとは思いますが），なかなかうまくまとまることができず，各々が勝手に動いてしまいます．その状態が続くと，本人の苦痛が強いために何らかの心的処理がなされ，いずれ幻覚や妄想などのさまざ

まな精神症状に発展していくとされます．

　妄想を話される患者さんに対し，その内容を否定するとかえって病状が悪くなるのはよく知られていることですが，上記のように，精神現象がばらばらになるのをなんとか食い止めようという自助努力の結果が妄想であるならば，妄想を否定することは，その自助努力を否定することになり，患者さんにとって逃げ道を塞がれるような体験になってしまうのだと思います．かと言ってその内容を肯定するわけにもいかないので，その内容ではなく，苦痛に共感するという態度が重要になるのです．

　このようなたとえで理解すると，患者さんの心理がある程度把握しやすくなります．統合失調症に限らず，単一精神病論と照らし合わせて精神疾患全般をみてみますと，この自我機能の障害が軽いと神経症，重いと精神病になるということを意味し，また時間的側面からみると，急激に進行すればパニック発作や躁状態，急性精神病など，ゆっくり進むと慢性的な神経症や慢性期の精神病，認知症などになるという考え方をエイは提唱しています．

　先に述べた病態水準にも少し触れておこうと思います．病態の「水準」とは，この自我機能障害の程度の反映と考えることができます．すなわちその水準は，自我機能障害が軽い順から重い方に向かって，健常〜神経症水準〜（境界水準）〜精神病水準といういわばスペクトラムをなしているとされます．周知のことかもしれませんが，境界性パーソナリティ障害の「境界」とは，この神経水準と精神病水準の境界という意味からはじまっています．

　この概念をみても，統合失調症では自我の障害が大きな基盤をなしていることがみてとれますし，統合失調症の治療では，音楽療法に限らずこの自我の障害を軽減することが大きな意味を持ちます．自分でコントロールできる精神現象が増えれば，妄想や幻覚といっ

た形式の症状から逃れられることができ，主体的に人生を送れるようになります．

2. 内因性疾患の音楽療法のエヴィデンス

　内因性疾患（主にうつ病と統合失調症）の音楽療法のエヴィデンスを一瞥してみます．

　まずうつ病について整理します．内因性のうつ病とは，濱田（2005，2009）によると，「体の病気によるのでもなく，心理要因もはっきりしない，ひとりでに生じたようにみえるうつのこと」とされます．仮に，ストレス負荷の大きいライフイベントが発症の契機となったとしても，前述のようにそれは「原因」ではなく「誘因」ととらえます．そういった負荷が明らかでなくとも同様の病態で発症する例が少なからずあるからです．なお，内因性か心因性かという問題と，重症度は必ずしも相関するわけではありません．心因性でもストレス負荷があまりに過大であれば症状は重くなりますし，内因性でも軽症のうつ病も珍しくはありません．

　内因うつ病の精神症状を教科書的に記してみますと，主なものは抑うつ気分と意欲減退で，具体的には「気が滅入る」「淋しい」「不安で落ち着かない」「取り返しのつかないことをした」「興味がわかない」「おっくうでやる気がしない」「根が続かない」などと表現されます．身体症状としては，疲れやすさ，不眠，食欲不振，体重減少，さまざまな自律神経症状（微熱，血圧変動，動悸，発汗，のぼせ，頭重，めまい）があります（濱田，2011）．眠りが浅く朝早く目がさめてしまい，午前中の気分がすぐれないことが多くみられます．治療について要点を簡略に記すと，脳の休息と抗うつ薬を中心とした薬物療法が重要であり，急性期には「励まし」や「気晴ら

の誘い」が逆効果になるとされています．回復期・維持期では，認知行動療法や対人関係療法の有効性が立証されています（尾崎,2012）．

次にうつ病の音楽療法のエヴィデンスについてみてみます．Maratos らのコクラン・ライブラリーのレビューによると（Maratos, 2008），もっとも信頼性の高い無作為化対照試験（randomized controlled trial：以下 RCT）または比較臨床試験（controlled clinical trial）を用いた 5 研究のうち 4 つで音楽療法による短期の有意な肯定的効果が認められたものの，研究の方法論に問題がありこれらの結果は不確定であるとされました．ここで取り上げられている「うつ病」が内因性か否か，また施行されたのが急性期か慢性期かは明確ではないようです．

さきほどの，うつ病の治療全般でも触れたように，少なくともうつ病の急性期には「気晴らしの誘い」すら治療の妨げになることがあり，（音楽療法はむろん気晴らしに留まらない効果を発揮する力があるにしても）休息を第一とするうつ病の急性期には，音楽療法がなじまなそうな印象は避けられず，「患者が音を騒々しく感じる時期であり，音楽療法は行わない」という板東（2010）の解説の通りだと思われます．

広く抑うつ状態で考えると，うつ病よりも統合失調症に伴ううつ状態や，心因や環境因などが関与する神経症圏の抑うつ状態などの方が効果が期待できそうであり，うつ病であっても回復期での効果の方が生じ易いという推測も成り立ちます．それらを含め，Maratos らが指摘するように今後の研究の展開の待たれるところです．

一方で，うつ病とは異なり，統合失調症の音楽療法にはかなり確実な効果を示唆するエヴィデンスが存在します．

統合失調症についてのコクラン・ライブラリーのレビュー

第4章 精神病圏（内因性疾患）の音楽療法

(Mössler, 2011) では，8つの無作為化対照試験（RCT）を採択し検討したところ，音楽療法が，薬物療法（抗精神病薬による薬物療法が統合失調症に必須なのはいうまでもありません）をはじめとした標準的ケアに加えられると，統合失調症の全般的状態，精神状態（主に陰性症状），抑うつ，不安，社会機能，そして認知機能が改善されることが見出されています．統合失調症の音楽療法の効果については，以前より症例報告などでも指摘されてきましたが，近年はこのように統計学的にも有意な効果が指摘されるようになりました．このレビューで採択された8研究では，厳密には定義されていないようですが，おおむね慢性期や残遺型（急性期の後に陰性症状が持続し，陽性症状が強くない状態）を対象としているようで，急性期を除外したと明記されている研究もあります．この8研究をもう少し詳しくみてみると，以下のような内容でした．各研究が一様に比較される前提でなされたものではないので，厳密な比較に適したデータではないですが，おおざっぱな傾向は読み取れるかもしれません．

● Ceccato E らの報告（2009）

　67名（20～60歳，実験群37名，対照群30名）を対象とし，STAM（the Sound Training for Attention and Memory）という方法で，週1回計16セッションが施行されています．PASAT（Paced Auditory Serial Addition Task）という評価尺度において認知機能の改善が認められました．なおSTAMについてはのちに簡単に紹介しますが，かなり複雑な課題で他の研究に比べ異色ですが，これ以外の7研究は，比較的スタンダードな音楽療法技法の組み合わせやバリエーションでした．

●Li Y-M らの報告（2007）

　60名（平均32歳，実験群30名，対照群30名）を対象とし，聴取または言語誘導（positive imagery）を伴う聴取によるセッションを，1回40分，週5回，計30回行っています．SDS（Self-Rating Depression Scale）およびSAS（Self-Rating Anxiety Scale）により評価された抑うつ症状と不安に有意な効果が認められました．

●Ulrich G らの報告（2007）

　37名（平均38歳，実験群21名，対照群16名）を対象とし，リズム楽器合奏，ロック・ポップス歌唱を中心とした1回60～105分，1人平均計7.5セッションを行ったところ，SANS（Scale for the Assessment of Negative Symptoms）において陰性症状に対する有意な効果が確認されました．

●Talwar N らの報告（2006）

　81名（平均37歳，実験群33名，対照群48名）を対象とし，相互即興演奏を中心とした，週1回45分間の個人音楽療法を，計12回行いました．PANSS（陽性陰性症状評価尺度）において総得点の低下がみられましたが，総合精神病理（G），陽性症状（P），陰性症状（N）の下位分類については有意差がありませんでした．

●He F-R らの報告（2005）

　60名（平均35.0歳，実験群30名，対照群30名）を対象とし，音楽のみ，または詩の朗読やダンスを伴う聴取を中心とした技法で，1回1時間，週5回，計30セッションを実施したところ，陰性症状（SANSによる）に有意な改善が認められました．

●Wen S-R らの報告（2005）

　30名（実験群16名，対照群14名）を対象とし，聴取とダンスを中心に1回1時間，週5回，計30セッションを行ったところ，

BPRS（Brief Psychiatric Rating Scale）上の精神症状全般の改善と，SDSおよびHam-D（Hamilton's Rating Scale for depression）における抑うつ症状の有意な改善が認められました．

●**Yang W-Yらの報告**（1998）
　70名（21〜55歳，実験群41名，対照群31名，除外例あり）を対象とし，聴取，即興（個人セッションも含む）を中心とした1回2時間のセッションを週6回，計78セッション実施しました．SANSとBPRSを用いたところ陰性症状，精神症状全般，社会機能に有意な改善が認められました．

●**Tang Wらの報告**（1994）
　76名（実験群38名，対照群38名）を対象に，聴取（イヤホンまたは音楽室）と歌唱を中心としたセッションを週5回，計平均19セッションを実施したところ，SANSにて陰性症状に対する有意な効果が認められました．

　このように，統合失調症の音楽療法においては，陰性症状の改善，抑うつや不安の軽減，それに社会機能や認知機能の改善などへの確実な効果が見出されてきているようです．これらの8つの研究を，その効果ごとに形態と技法を整理してみたのが，以下の表です（表4-1〜表4-6）．それぞれで用いられた音楽療法を，「集団-個人」，「受動（聴取が中心）-能動（歌唱・演奏が中心）」，によって分類を試みています．

◎表 4-1　陰性症状に効果を認めた研究
（詳細が書かれていない報告は△で表記しています）

			He	Tang	Ulrich	Yang
集団	受動		○	○		△
集団	能動	歌唱		○	○	
集団	能動	楽器演奏		○	○	
集団	能動	即興				△
集団	能動	他				
個人	受動					△
個人	能動	歌唱				
個人	能動	楽器演奏				
個人	能動	即興				△

◎表 4-2　全般的精神症状に効果を認めた研究

			Talwar	Wen	Yang
集団	受動			○	△
集団	能動	歌唱			
集団	能動	楽器演奏			
集団	能動	即興			△
集団	能動	他			
個人	受動				△
個人	能動	歌唱			
個人	能動	楽器演奏			
個人	能動	即興	○		△

第4章 精神病圏（内因性疾患）の音楽療法

◎表4-3 抑うつへの効果を認めた研究

			Li	Wen
集団	受動		○	○
	能動	歌唱		
		楽器演奏		
		即興		
		他		
個人	受動			
	能動	歌唱		
		楽器演奏		
		即興		

◎表4-4 不安への効果を認めた研究

			Li
集団	受動		○
	能動	歌唱	
		楽器演奏	
		即興	
		他	
個人	受動		
	能動	歌唱	
		楽器演奏	
		即興	

◎表4-5 社会機能への効果を認めた研究

			Yang
集団	受動		△
	能動	歌唱	
		楽器演奏	
		即興	△
		他	
個人	受動		△
	能動	歌唱	
		楽器演奏	
		即興	△

◎表4-6 認知機能への効果を認めた研究

			Ceccato
集団	受動		
	能動	歌唱	
		楽器演奏	
		即興	
		ディスカッション	
		他	○（STAM）
個人	受動		
	能動	歌唱	
		楽器演奏	
		即興	

以下に，これらの表の概略を述べてみます．
a. 陰性症状については，音楽療法の有効性は確実のようです．そして，音楽療法の技法に目を向けてみると，受動が多く（詳細不明を含めると4研究のうち3），能動（歌唱・楽器演奏）も比較的多い（4研究のうち2）ですが，即興は少ないようです（詳細不明の1研究のみ）．

陰性症状に有効な4研究：
He：集団音楽療法（音楽のみ，or 詩の朗読やダンスを伴う聴取）
Tang：集団音楽療法（聴取＜イヤホン or 音楽室＞＆歌唱）
Ulrich：集団音楽療法（リズム楽器合奏，ロック・ポップス歌唱）
Yang：集団＆個人音楽療法（聴取＆即興．＜詳細不明＞）

第4章 精神病圏(内因性疾患)の音楽療法

b. 全般的精神機能については,技法との関係などについては明らかではなく,
c. 抑うつ・不安については,集団の受動的技法が,有効性を示した3研究全てで行われていました.
d. 社会機能については詳細不明ですが,
e. 認知機能に関しては,前述の通り,'STAM (the Sound Training for Attention and Memory)' という,やや特殊な技法が用いられていました.参考までにこの 'STAM' を調べてみると,表4-7のような内容でした(一部を簡略化しています).

このように各々の報告をみてみますと,おおむね,既成の音楽の歌唱・演奏・聴取などの方法で,陰性症状への効果は十分期待できそうです.また,聴取を中心に据えると,統合失調症の抑うつや不安が軽減しやすくなる可能性が高そうです.
一方で,STAM のようなやや訓練的な方法を用いると,どちら

◎表4-7 STAM の実際 (Ceccato E, et al. 2006)

第1段階	音楽が流れると被験者は自由に歩く. ある音が鳴ると音楽が止まって決められた動きをする. 音楽が再開すると再び自由に歩く.
第2段階	前もって覚えた特定の音をノイズの中から識別して数える.
第3段階	ドラムの音が聞こえたら手を叩くが,シンバルの音が先行した場合には手は叩かない.しかしセラピストが指示を出したら「シンバルの音がドラムの音に先行した場合」のみ手を叩かなければならない. バスドラムとスネアドラムの規則的で交互のシークェンスを聴き,ハンドクラップと足踏みで交互に模倣する.
第4段階	録音された音を順にまたは逆に聴いて理解し繰り返す. 音は単純な繰り返しから複雑な流れのものまで徐々に変化する.

かというと音楽療法の効果は，認知機能の改善などにあらわれるのでしょう．

　少し視点を変えて，日本の研究に目を向けると，詳細に検討したものでは浅野の報告（2011）があります．一部を抜粋してみます．
　この報告では，統合失調症患者を実験群13名，対照群13名に分け，実験群に週1回，計12回の音楽療法を施行しました．そのセッション内容は，ウォーミングアップの歌体操，本日の曲の歌唱（たとえば『花』など），トーンチャイムの練習（発表会を設定），本日の曲の合奏，クールダウンといった内容で，比較的よく行われる技法を網羅し，かつ，やや訓練的な要素に比重があるようです．
　その効果を検証したところ，FAB（frontal assessment battery at bedside，前頭葉機能を評価する）において音楽療法群で知的柔軟性の改善がみられたものの，他の評価尺度の結果では，一定の傾向の効果は見出だせず，個人差が大きいことが指摘されていました．
　日本で一般に行われている，主に統合失調症を対象とした集団音楽療法では，おおむねこのようにさまざまな技法（体操，歌唱，合奏の練習等）が組み込まれているのではないかと推察します．ここで，統一的な効果よりも個人差が指摘されている理由は，前に見たコクラン・データベースの8研究をもとに考えると，わかりやすいかもしれません．すなわち，歌唱や合奏，練習，そして聴取など技法ごとに，その効果が少しずつ異なるのではないかということです．その違いがそれぞれの個人がかかえるさまざまな病理に作用して，個人差として現れているのではないでしょうか．
　これらのことからは，より治療的な意味合いを高めるとすれば，どの症状群に焦点を当てるのか，そのためにはどの方法を主軸に据

えるのか，という観点がより重要になってくるでしょう．そして，音楽療法は統合失調症の陰性症状に対して最も治療的な効果が期待できるならば，当然，療法の目的を陰性症状の改善に絞ることが最も治療的でしょう．

筆者は，病院のチームで音楽療法を始めた1999年頃に，集団での既成曲を用いた歌唱を中心とした方法で，充分に陰性症状が改善するという手応えを感じていました．それは，以前から先達が報告していた症例の記述などと一貫性もありました．そこで，その病院の病棟で既成曲を中心とした集団音楽療法を始めた際に，開始直後および約1年の間を空けて同意の得られた9名の統合失調症の方を対象にPANSSを用いて調査したところ，やはり陰性症状が改善していました（馬場, 2002）．コクラン・ライブラリーの報告を踏まえても，このような，既成曲の歌唱を主軸に置く方法は方向性として間違っていないようです．

そして実は，必ずしも歌わなくとも効果が発揮されうることも，多くの臨床家が気づいているのではないかと思います．集団音楽療法の場面では，前の方で，意欲的に楽しく歌われる患者さんがいらっしゃる一方，後ろの方でひっそりと，歌わずに佇んでいる方もいらっしゃいます．前者の方にももちろん効果はありますが，実は後者の方々こそ，音楽療法の効果が期待できるのです．陰性症状に効くのならば，このことも不自然には感じられないでしょう．歌わなくとも良いという点については後に考察しますが，このことからは，「集団歌唱療法」という呼称は実態とは少し異なるといえるかもしれません．この名称からは，皆で歌を歌うことが療法の主軸であるように連想されますが，そうではなく，おそらく，歌わなくとも既成の，流れのある，起承転結のある，いわばドラマのある音楽の世界に安心して身を委ねることに意味があるように思われます．

これは決して情緒的な表現ではなく，この起承転結やドラマは，音楽心理学的にも，音楽構造（音の物理的構造とその変化）的にも理論的な裏付けが可能です．

3. 音楽療法が統合失調症の陰性症状に効果を発揮した例をめぐって

　もう少し，音楽療法が陰性症状に効果を発揮するメカニズムを，追求してみましょう．この点を，個人音楽療法の例を基に検討したいと思います．

(1) 個人音楽療法の枠組み

　前置きとして，ここで取り上げる個人音楽療法の枠組みについて確認しておきます．それは，特別に理論化された技法に則ったものではなく，通常の臨床の面接と音楽の体験を合わせたもの，と表現しても良いかもしれません．ここでいう通常の臨床の面接というのは，p.45 で触れた「簡易精神療法」です．筆者は，こういった，ある意味常識的な精神療法を音楽を用いて行うという考え方で進めました．特殊な，分化した，専門性の高い音楽療法技法ももちろん大変意義深いですが，一方では，効果が上がるのであれば，常識的で複雑でない方法論のほうが療法士の側も実践もしやすくなり，患者さんもあまり構えずに療法を受けることができ，結果として音楽療法の普及と患者さんの双方に，利益があるのではないか，と考えています．

　以下に3例を提示します（馬場, 2011）．なお，以下の＜事例2＞は，第3章で紹介した事例2（p.51）と同じ事例で，第3章で記載した経過の後の経過を記します．

(2) 症例

＜症例1＞男性70歳（X＋10年時）

　10歳代より無為となって家業の商店の手伝いを辞め，引きこもり始めました．家族は病気とは思わずに数十年間自宅で面倒をみていましたが，徐々に怒鳴るようになり夜間にも意味不明の内容を大声で叫ぶようになったため，家族が民間救急を利用しX年10月にA病院を受診，統合失調症と診断されすぐに入院となりました．着衣は汚れ，身なりも不整で，入浴せず著しく自閉的で，入院後にはいろいろな薬物を試みてもほとんど変化がありませんでした．X＋5年に父親が亡くなりましたが，全く関心を持ちませんでした．

　しかし，音楽の話題になると「音楽は好き」「10人くらい好きな歌手がいる」と断片的に語るので，X＋7年4月より，本人の同意の基に個人音楽療法を開始しました．経過中の薬物はほとんど変更がありません．

　X＋7年4月の初回セッションでは十数～数十年前の流行歌などを選び伴奏したところ，ごく小さな声で歌いました．しかしその後，しばらく誘いを拒否することが続き，ようやく5月に施行した第2回では，ピアノ（伴奏）を歌わずに聴いていましたが，演奏に合わせて1番2番…と歌詞ページをめくり，演奏終了後「良いねえ」と笑みを浮かべました．7月のセッション時に唐突に「ピアノくらいは弾けるようになりたい」と指1本で弾き始めたので，8月より『黒田節』のメロディ練習も（譜面を使わずに）並行して行いました．11月の第11回，突然自発的に指1本でピアノを即興で弾き始めたので，筆者はギターで伴奏をつけました．12月の第13回のセッションまでは，ピアノ練習や即興，歌曲のピアノ演奏の聴取を行い楽しそうでしたが，X＋8年2月～3月，第14回のセッションに数回誘うも拒否しました．自発性を尊重していまし

たものの，ご病気の性質上，いつの間にか「(ピアノ練習や即興などを) やらなければいけない」「やらされる」という認識に変化してしまったのではないかと思われました．そこで，「聴きに来るだけでかまわない」と何度も語りかけたところ，5月になりようやく「やります」と言い，第14回セッションを再開しました．

　演歌など計8曲をピアノ伴奏にて弾いたところ，歌わないものの集中して聴取し，曲ごとに表情が穏やかになり笑顔が増え，「兄の子が，自己流って言うんですか，何でも（ピアノで）弾いちゃうんですよ」「よく歌番組を見ていた」などの自発的な発言が増えて，終了後満足した様子をみせました．以降しばらくはこの形態で継続しました．この時期は，曲に関連した話題であっても本人の話したい方向と少しでも違うと黙ってしまいますが，その方向と合うと会話が続くことがありました．9月（第18回）には「会いたくなっちゃうね」と家族を話題にし，10月（第20回）には「両親いないと寂しいね」という表出がありました．だんだんと，ピアノ演奏およびCD聴取が活動の中心になり，徐々に自発的に歌うようにもなってきました．

　X+9年3月（第27回）には『岸壁の母』CD聴取中に少し泣き，両親の話を自発的にし始め視線が合い話をしたがっていました．5月の第31回では同曲聴取後に，明らかに涙を流し「両親が亡くなって寂しい」とはっきりと述べ，「(音楽に) 感動する」「じーんとくる」などと語りました．一人で自室で音楽を聴いてはどうか？と問うと首を横に振り，筆者を指さし「いるから良い」「それで来られる」と語っていました．

　X+10年7月（第65回）には発話ももどかしそうに音楽に没頭してしっかりした声で歌い，8月（第68回）には，それまで何度も「音楽の間はつまらないことを考えなくなる」と繰り返してい

たので，つまらないこととは何かと聞くと，「人とどうやってしゃべったらいいか，とか」と表現していました．この頃には，拒否されないよう特段の配慮をもって会話を進める必要はなくなりました．9月（第71回）には「私はこだわる癖があって，人に何かいやなことを言われると頭から離れないんですよ．それが（音楽療法をやると）気分が変わる」「誰かと話したいな，と思う．年配者の方が気が合うんだよね」「前は思わなかった．最近（その気持ちが）強くなった」と語りました．同時期，病棟の同室の患者さんに頼まれて背中を拭いてあげる場面がみられ，看護師が驚いたというエピソードがありました．10月には，音楽療法を始めて数年経つが変わった点は？　と聞いてみたところ，「物事に積極的になった．今まではおっくうで」「普段もつまらないことを考えなくなった」と答えました．

＜症例2＞女性61歳（Y＋6年時）

　この事例は，第3章でも触れた統合失調症症例（p.51）で，心因性と思われる嚥下障害が継続したため，即興による個人音楽療法を実施したところ，さまざまな感情や記憶の表出がなされ，嚥下訓練の参加態度が表面的でなくなり，積極的になったところまでを記しました．しかしいまだ嚥下障害が残存し，緊張感・緊迫感や警戒心が強く，自閉的であったため，その後に既成曲を用いた個人音楽療法に切り替えましたので，その後の経過を記します．

　この病院に入院した年をY年と表しますと，即興音楽療法を始めたのはY＋2年です．そしてY＋3年1月に既成曲を用いた音楽療法に移行しましたが，切り替え当初は，「聴いてどうするんですか？」と語り，意欲はなく淡々としていました．

　最初は演歌や数十年前の流行歌などを共に試行的に聴取し，加山

雄三の『君といつまでも』『お嫁においで』などの数曲の聴取に収斂しました．「良い歌だが，聴くと寂しくなる」「学生時代はグループ交際をした」などの表出があり，「信頼できる知り合いが欲しい」「そういう人と出会いたい」「でもこの歳だからなかなかそうは行かない」など，対人希求，特に恋愛や結婚に関する過去の思いや出来事，今の思いなどを自発的に語りはじめました．この時期の後，看護師に対して怒ったというエピソードを自ら語り，自分でも感情が出てきて驚いた，と述べていました．

　5月の第29回セッションでは，ピアノ伴奏で初めて歌唱．「何も考えないでいられるのはよい」と語り，その頃から，聴取に移ってもCDに合わせて自然に歌うようになりました．6月にも「（音楽があると）何も考えないでいられる」ことを自発的に強調していました．嚥下の困難な様子はほとんど変わらず，食事摂取の具体的な状態は，昼食のみ常食（朝夕は経口ネラトンというチューブによる流動食）を食していましたが，全量食した場合を5点とする基準で点数（主食／副菜）を示すと，ほとんど1/1程度で，月に数回のむせ込みもみられていました．

　8月は，前出2曲に加え『銀座の恋の物語』『夜霧よ今夜もありがとう』などのCD聴取・歌唱が進行．その都度「何も考えなくて良い」と繰り返していました．以降曲目に変動はありますが，この形態で継続しました．笑顔はないものの緊迫感は少なく，会話もスムースになりました．

　10月には自発的に，「この1カ月，よく泣いている」「前は泣けなかった」「でも何が悲しくて泣いているのかわからない」と語りました．また，「何も考えなくても良いのでいい」と繰り返すので，普段何かをいつも考えているのか？　と問うと肯定しました．「（内容を）言葉にするのが難しい」というので，たとえば，些細だった

りつまらなかったりするが，不安になったり緊張したりするようなことか？　と問うと即座に肯定しました．例を問うと「何とも言いようがない」とのことでした．後日改めて問うと「浮かんでくるのではなく自然に考えてしまう」「不快で，不安もある」（将来のことや身の回りのこと？）「はい」（何となく緊張を強いられる？）「はい」（明日どうなるんだろう，来年どうなるんだろうとかは？）「何となく，漠然とだがある」と語っていました．

　11月には，自分でCDプレイヤーを買って聴こうとは思いませんか？　と聞くと「思わない．1人では聴かない」，（一緒に聴くことに意味がある？）「そうかもしれない」と語りました．

　12月も緊迫感や不安感なく歌に没頭し，「今何も考えたくないみたい」「話せるようなことは何もない」と，発話ももどかしそうにむさぼるように音楽を求めました．以前は確かに何か考えなければいられないような緊張したような様子にみえたが，それが最近は減ったように見えるが？　と問うと「そうです」と．この頃には話題の展開や表現，態度などに気を払わなくとも会話のできる状態になっていました．

　Y＋4年1月，（以前の様な切迫した感じは？）「ない」．「常に何かを考えている」ものの「以前ほどではない」とのことでした．2月には，『知床旅情』で「人情を感じる」「温かい」など，曲に対する印象が，以前の「寂しい」から肯定的なものに変化していました．会話が自然に続き，無関心，投げやり，著しい受動性が軽減しました．4月には，「何も考えないでいる」「楽」．5月自発的に「パソコン教室に予約に行きました」「今週も土曜日に娘と行く」と述べ，「普段もあまり考えなくなった」というので，改めて何を考えていたのかを確認しながら問うと，「不安」「緊張」「先がどうなるかわからない」「大げさにいえば，何かが起こりそうな予感」は

すべて肯定しました．そして「それらがなくなって楽になった」と述べました．4月の食事摂取は2〜3/0〜2程度で，むせの記録は月3回ほどでした．6月，「楽しくなりたい」「何かをやりたい」などの積極的な内容の発言が続きました．9月『知床旅情』『ケ・セラ・セラ』などの後「楽しめる感じがある」（今まで「楽しい」感覚はなかった？）「そうですね」と語りました．緊迫感はなく，特別な配慮なしに会話が進むようになりました．

この頃には昼食の経口摂取量は2/1〜3程度まで増加し，むせることも減りました．「今，毎週パソコンやっています」と，会話の最中に，口元のゆるんだ笑顔を初めて表出しました．「泣いたり笑ったりが少しできるようになった」とのことでした．

以前より，時に「私は神経の病気なので食べられない」と思い出したように繰り返していましたが，この年の5〜6月にかけて，感冒で診察した呼吸器内科医により念のための受診を勧められた耳鼻咽喉科と内科で，喉頭および胃の内視鏡検査を受けるも，異常がないとされました．「今，私はどうしたらよいかわからない」と繰り返していましたが，「異常がないので，食べられるはず」「不安のせいで食べられないかもしれない」と伝えても「そうですね」と語り前のような抵抗はありませんでした．この時期の昼食摂取量は2.5〜5/0〜3程度でした．

7月には「なるべく自然でいようと思っている」，8月には，「今のアパートは高いので引っ越したい」「来年3月に子供が就職するので，その後落ち着いたら一緒に暮らす」とのことでした．9月には，「前はこんな風に自然に会話ができませんでしたね」と伝えると「そうですね」と肯定しました．この後作業療法士を交え，外出の練習をすること，料理の練習をすること，および娘の学校卒業の後に自宅に退院することで同意し，嚥下機能評価では自力嚥下が可

能となったと判断され，摂食機能訓練も終了しました．10月には，昼食の摂取量は5/4.5程度に増加しました．音楽療法は一定の役割を果たしたと考えられこの時点で終結しました．Y+6年4月からは夕食も常食になり，ほとんど全量摂取していました．

<症例3>男性61歳（Z+5年時）

　高卒後会社員として勤務していて，組合に属し活動するなど活発で，特に問題なく単身で生活していました．ところが42歳頃より「体の全体的な違和感」や体のだるさや疼痛が生じましたが内科の診察では異常はありませんでした．「違和感」は「何らかの病気のせい」と確信し納得せず受診を繰り返していました．退職して徐々に引きこもり，「楽しい」感覚がなくなり，不眠，胸腹部の疼痛，不安，体のだるさなどが強まり，自らZ年にE病院に入院しました．数週後，本人は躊躇するも家族に強く促され退院しましたが，退院翌日，自宅で大量服薬し救急病院に搬送後E病院閉鎖病棟に転入院しました．なお，1人暮らしの間は同居者がいないので，不明な点もあります．

　身なりは不整で1日中臥床していて表情も硬く，質問にも短い返答のみで緊迫感がありました．運動療法や作業療法などへの参加は拒否し棟外へ出ようとしませんでした．さまざまな薬物を試みましたが変化はなく，Z+3年2月以降は薬物は固定され変更はされませんでした．

　Z+3年4月「体が重い」訴えが増えたため，Z+3年10月，個人音楽療法を月に約2回の頻度で開始しました．十数年前の流行歌を中心に3~4曲を選曲し，筆者のピアノ伴奏での歌唱としました．

　当初は機械的に1曲につき1回ずつ小声で歌うのみで歌唱以外

の発語はほとんどありませんでしたが，Z＋4年1月頃より「気持ちが明るくなってきた」と述べました．運動療法をすすめると拒否せず開始しましたが，社会復帰に向けた開放病棟への転棟は拒否していました．2月のセッションでは声も大きくリズムも正確になり，「もう一度歌いたい」と積極的に歌曲の希望を挙げ，歌も上手になりました．4月にはメロディを弾かない伴奏での歌唱も可能となり，1番2番で誤っていたリズムを3番で自発的に修正して歌うなどの応用力もついてきました．5月「気力がでてきた」，6月には病棟のグループ買い物に参加し「懐かしかった，楽しかった」と喜び，7月には開放病棟へ転棟しました．8月「2年前は体全体が重かったが，今は足が重い」と訴えが変化しました．淡々と歌唱するのみではなく，伴奏に即興的なブレイクやカウンターメロディを挿入するとそれに歌い方を変えて反応を示し，歌詞に関連して元気だった頃やスポーツの体験，自らの内面，時節の話題などを語るようになりました．10月には棟外の作業療法に参加し，「体の重さ」は「前ほどマイナスに考えないようになって元気が出てきた」と訴えて，自ら単独で外出し電車で買い物に出かけ「電車は4年ぶりに乗った」と笑顔で語り，「テレビも前は集中して見られなかったが今は夢中になれる」と楽しそうな表情を見せました．その後は作業療法，運動療法，SSTなどに積極的に参加しリーダーシップを発揮しました．音楽療法は2年間で一定の役割を果たしたと評価し，本人と話し合いの上，終了しました．その後本人は退院し地域で生活しています．後に語ったところでは，「ピアノの伴奏で（セラピストと一緒に音楽活動して），歌えるのが良かった．贅沢だった」「フルコーラスも良かった」「音楽の流れが気持ちを持ち上げるのかもしれない」などとのことでした．

(3) 症例の要約

＜症例1＞

　著しく無為で興味，関心の低下や感情鈍麻が強く，自閉的な生活に終始し緊迫感もありました．音楽療法開始当初はピアノ伴奏を聴き入るのみで関心はあまりありませんでしたが徐々に興味が増してきました．一過性に患者の希望によるピアノ練習や即興を楽しみましたが，その後著しい拒否を示すようになりました．再度好みの既成曲のピアノ聴取とCD聴取に絞り再開したところ，徐々に音楽に関連して感情を表出し，自発的に歌うようになり，アイコンタクトが増加し，積極的に音楽聴取・歌唱を希望し声も大きくなりました．一定の楽曲のプログラム下で，会話ももどかしそうに音楽に没入する時期がしばらく続き，自然で自発的な発話が増え，対人希求・交流が増加し，自覚的にも「つまらないこと（人とどう話したらいいかなど）を考えてしまう」ことの軽減や意欲の増進などを実感したようでした．

＜症例2＞

　陽性症状軽減後も拒絶的で緊迫感があり，興味や関心，感情の豊かさが低下し，対人希求もなく自閉的な生活を送っていました．器質要因のない嚥下障害も継続していました．即興音楽療法導入後は，他者に表出したことのない感情や記憶を次々に表出し，自らの内面に残存するさまざまな記憶や感情に直面しました．しかし，生活場面での変化はほとんどなく，自閉的な態度が継続していました．好みの既成曲を用いた音楽療法に変更した後は，徐々に聴取や歌唱に積極的になり声も大きくリズムも正確になるのと並行して，一定の楽曲プログラム下で会話ももどかしそうに音楽に没入する時期を経て，緊迫感が減り意欲や感情の豊かさが増し，対人希求がふ

え社会的行動が増し，自然に他者と交流するようになりました．自覚的に「いつも何かを考えてしまう」ことがなくなり「楽になった」と訴え，「泣いたり笑ったりが少しできるようになった」と語りました．食事摂取量も増加しました．

<症例3>

単身生活が長く観察者がいないため，症状の変遷や詳細は不明な点が多いですが，経過中抑うつ気分の訴えは一貫してみられず，興味や関心の低下が強いもそのことについての苦悩の表出はほとんどなく空虚で，病前の思考内容や感情の豊かさが著しく減少もしくは消失するという人格変化が生じていて，器質的異常のない身体的訴えは確信が強く，心気妄想になっているようにも見受けられました．統合失調症に典型的な症状の確認が難しかったため，これらの点を総合し診断に関してはカンファレンスを繰り返し慎重に議論しましたが，単身だったので誰もみていない時期に急性期を迎えたか，もしくは急性期が強くないまま，残遺状態（陰性症状が中心となって固定したようにみえる状態）に移行した統合失調症という診断が妥当と判断されました．入院後も無為，自閉的で著しい残遺状態が継続しており，作業療法などの心理社会的療法には全く関心を示さなかったものの，音楽療法には興味を示しました．好みの既成曲の歌唱の開始後一貫して変化が継続し，歌唱の声が大きくなり表現も豊かになるにつれ発動性が回復し感情も豊かになり，内面の表出が増して緊迫感が減り対人希求が回復し，自閉が軽減して社会的活動が増加しました．音楽療法においては生ピアノの伴奏，療法士と一緒に活動できること，歌曲のフルコーラスを辿ることなどが良かったと語っていました．

(4) 音楽療法との関連

　　　　これらの症例の変化が，音楽療法がもたらしたものかどうかの検討には慎重を要しますので，以下の点を確認します．

① 3症例の経過と音楽療法

　3症例とも，好みの既成曲を中心とした音楽療法の継続と並行して歌唱の声が大きくなり，音楽に集中する度合いが増し，音楽に没入する時期を経て緊迫感が減り，興味・関心の増加，感情や思考内容の豊かさの再獲得，社会的行動や対人希求の増加などにつながり，無為や自閉が軽減しました．

② 薬物調整の経過への影響

　専門的になるので詳細は省きますが，症例1は一部の薬（抗うつ薬）を一過性に中止・再開した以外の変更はなく，長期的な経過には影響がありません．症例2は抗精神病薬と抗うつ薬の変更があり，これらの変更が影響した可能性はありますが，薬物の変更と症状の変動に関連は薄く，長期的変化への影響はあまりないと推測されます．症例3では経過中に薬物の変更はありませんでした．

③ 音楽療法以外の療法などの影響

　症例2は，音楽療法開始前に臨床心理士の面接を週1回2年間続けていても変化がないので，同じ治療者による，一貫した長期間の支持的な対応が変化の主要因にはなっていないと思われます．また，3症例とも他の治療技法や看護の関わりに変化はありません（発動性の向上に伴う作業療法参加など，症例自身の変化に追従したものを除きます）．一方で3例とも，単なる音楽聴取・歌唱ではなく，筆者と共に音楽体験をする点に意義を感じていることを窺え

る発言がありました．この点については後に触れます．

④ 音楽様態（即興もしくは既成曲）との関連

　症例1は，即興音楽療法には一時的に興味を示しましたが，その後は著しく拒否が強まりました．症例2では即興ではさまざまな内面の表出はみられたものの，それらが他の場面に及ぶことはあまりなく，自閉的で拒絶的な生活態度は基本的には変化しませんでした．しかし，3症例に共通しているのは，既知で好みの既成曲の聴取・歌唱の繰り返しに強い親和性を示し，歌唱の度合いが増して一定の楽曲プログラムの下で貪るように音楽聴取・歌唱に没頭する時期を経て，変化が生じていることです．

⑤「考えてしまう」訴え

　症例1および症例2では共通して，「つまらないことを」（症例1）「いつも何かを」（症例2）考えてしまうという状況が，音楽療法の継続とともに徐々に軽減して，ほぼ消失しています．「考えてしまう」内容は，症例1は寡言ではありますが「人とどうやってしゃべったらよいか，とか」と表現し，症例2では「いつも何かを考えてしまう」「言葉にするのは難しい」と述べて，問いに答える形で「浮かんでくるのではなく自然に考えてしまう．」「不快で，不安」「将来のことや身の回りのこともある」「何となく緊張を強いられる」などと述べていました．

　以上①～⑤から，これらの症例における変化は，音楽療法の影響によって生じたとみなすことが可能です．すなわち，各症例の変化に対して音楽療法以外の療法や他の関わりの影響はほとんどないか相対的に低いと考えることができ，それだけ音楽療法中の音楽体験

第 4 章　精神病圏（内因性疾患）の音楽療法

の比重が大きいと思われます．そこで次に，音楽体験が統合失調症の病態に与える影響について，精神病理学と音楽心理学を基に仮説設定を試みます．

4. 音楽体験が統合失調症の病態に与える影響

(1) 音楽体験と精神病理

①音楽体験とイントラ・フェストゥム

　音楽に没入する体験とは，どのようなものなのでしょうか．木村（木村敏，1982）は，「音楽に聴き惚れている」間は音楽と自分との区別が全くなくなり，意識はさめているもののその意識が意識されないと述べています．そしてハッと我に返ると，「音楽を聴いているのだ」ということが意識されたとたんに，音楽は向こう側に一歩退き，こちら側には漠然とした「これは私なのだ」という感触が残り，本人の「同一性」が継続されるとしています．逆に言うと，音楽に没頭すると，一時的に自分の「同一性」が遠のいてしまうということになります．

　また，音楽心理学者マイヤー（Meyer LB）は，音楽の聴き手が「音楽に我を忘れる」ことがよくあるとして，「自我は文字通り音楽の自我と置き換わってしまう」と述べています（ちにみに，ここで言われる「自我」は，これまで各所で筆者が精神医学用語として用いてきた「自我」と必ずしも同一の意味ではありません）．これらの観点を踏まえると，音楽に没入している体験は自我境界（自分と，自分以外の他者などとの境界）が曖昧になったり，消失したりして，いわば音楽と一体化するような体験であると表現できます．このような音楽に没入し「我を忘れる」体験は，ほとんどの人が経

験するので，容易に想像できると思います．

　木村はこれを「非理性」の体験と呼んでいます．木村は，「人生の大半を理性的な日常性の中で過ごしているどんな健康人のもとにも，ときどき訪れる非理性の瞬間」として「イントラ・フェストゥム」という言葉を用いました．なお，補足しますと，木村は，個人の時間体験の構造を説明するために，『アンテ・フェストゥム』『ポスト・フェストゥム』『イントラ・フェストゥム』の3つの概念を提唱しています．

　『アンテ・フェストゥム』は『祭の前』の意から転じて「未来の可能性を求める先走りあるいは「予兆への過敏」の意味，『ポスト・フェストゥム』は『祭の後』あるいは「取り返しのつかない過去への悔やみ」の意味で用いられています．そして今の本題『イントラ・フェストゥム』は，てんかんや躁病，精神病の急性期にみられるような現在の瞬間への没入を特徴とする時間構造で，それらは病気に限らず，一般人にも経験される「愛の恍惚，死との直面，自然との一体感，宗教や芸術における超越性の体験，災害や旅における日常的秩序からの離脱などの体験」を指すと木村は述べています．その時間構造は「現在への密着，ないしは永遠の現在の現前」とし，その特徴を「日常性を保証する理性的認識の座としての意識の解体」としています．やや難しい表現ですが，過去も未来も一時的に忘れてしまい現在に没頭するというようなところでしょうか．

　先述の，器質力動説を提唱したエイ（Ey H, 1981）は，意識について，現実の体験に関わる「共時的な意識野」（今この瞬間の意識，というニュアンスでしょう）と，過去から未来へつながる「通時的な自我意識ないし人格」（過去から今まで自分は一貫・連続しているという意識でしょう）を区別しました．

　そして，「急性の」精神病では前者が障害されるとし，器質力動

説の立場から，その意識野の解体により躁うつ，幻覚・妄想，錯乱・夢幻などの状態像が生じるとしています．木村も，精神医学の領域においては，イントラ・フェストゥムを，分裂病，躁うつ病，非定型精神病など，ほとんどすべての精神病にみられる急性錯乱状態において，またてんかんの発作症状において，病気の種類にはかかわりなく広く出現しうるとしているので，エイのいう『急性精神病』の状態に共通点があるようです．

このように，音楽に没入する体験は，その没入の程度や，主体の病態などにもよるので，必ずしも急性精神病ほどには重くはないものの，軽い意識の解体をもたらして急性精神病へ向かう体験であると考えることが可能です．なお，音楽への没入がそのような方向があることは，たとえば村井が指摘するように (1995)，回復し安定しつつあった統合失調症例において，音楽療法後に再び急性期症状の増悪をきたす例がまれならずみられることからも示唆されます．筆者も未発表ですが，急性期を脱しつつある例が集団音楽療法に積極的に参加した後に，急性期症状の再燃を繰り返した例を数名経験しています．

ところで前述したように，エイは表 4-8（古茶，2000）のように独自の精神疾患の分類を提唱しており，それによると，統合失調症の自閉性は意識野の解体ではなく慢性期に相当する「人格の病理」に含められています（新しくなった表中の日本語の用語は改変しています）．

エイは「統合失調症過程は本質的に力動的で，一方では計り知れない不能，つまり欠損性で陰性の器質的状態に対応し，他方では計り知れない欲求，つまり精神的で陽性の要因に対応する人格の退行的発展である．不能とは現実世界に生きることについての不能であり，欲求とは空想世界への逃避への欲求である」としています．難

◎表 4-8　エイによる精神疾患の分類

急性精神障害 （意識野の解体）	慢性精神障害 （意識ある存在の混乱，人格の病理）
－ 情動発作 　（急性神経症反応） － 躁うつ症候群 － 急性幻覚妄想症候群 － 錯乱夢幻症候群	－ 神経症 　（不安神経症－恐怖症－強迫神経症－ヒステリー） － 慢性妄想精神病 　体系的（パラノイア） 　幻想的（パラフレニー） 　自閉的（統合失調症） － 認知症

しい表現ですが，統合失調症の陰性症状について，器質力動説の考えでは，自閉は決して単なる欠損ではなく，文字通り力動的なものと捉えられています．すべての自閉がこの形を取っているとは限りませんが，統合失調症の自閉が，固定したものではなく変化しうるものであることは，この理論からも推定が可能ですし，実際に心理社会療法が自閉の軽減をもたらすこととも合致しています．

　これらも踏まえると，自閉的な統合失調症患者がイントラ・フェストゥム的な体験をすることにより，「意識野の解体」が生じ，表4-8 の左欄にある急性精神障害の状態に近づくというメカニズムの想定も可能です．木村も，「イントラ・フェストゥム性が最小であるような分裂病は，いわゆる『寡症状性分裂病』の形をとって非理性の徴候をほとんど示さないが，イントラ・フェストゥム性の増大に伴って幻覚妄想症状がこれに加わると，次第に急性の非定型精神病像に近づいてくる」としています．

　以上を整理すると，残遺状態で自閉的なあり方で固定した（ようにみえる）統合失調症の患者が，『イントラ・フェストゥム』的で意識野の解体をもたらす音楽体験への没入を経験すると，この慢性

精神障害の状態から脱却し，表 4-8 にある急性精神障害の状態への穏やかな（この「穏やかさ」が，音楽をうまく用いる上で重要な点で，音楽療法士は細心の注意を払います）接近をもたらすことができます．患者自身の好む音楽が効果を上げるのは，自分の好きな音楽こそがその没入を一層促すからで，結果として，このイントラ・フェストゥム性を高めることに寄与するのだろうと思います．

② 自然な自明性の喪失およびアンテ・フェストゥム的意識と音楽体験

イントラ・フェストゥム性を持つ音楽体験が意識野の解体を促し，「急性精神障害（急性精神病）」に近い状態をもたらすとすれば，急性期症状の増悪をもたらす可能性も充分に想定されます．しかし呈示した3症例ではその増悪はみられず，かつ自閉が軽減しています．その理由を探る上では，没頭して軽く意識野が解体した中での音楽体験と，統合失調症の精神病理との関連について検討する意義が強まります．そこで次に，これらの症例にみられた変化と音楽体験を精神病理学的に考察してみます．

ブランケンブルグ（Blankenburg W）は，統合失調症の基本障害として「自然な自明性の喪失」を提唱しました（木村他訳, 1978）．

それは「アンネは，朝がやってくるたびに＜いつもなにもかもがまるで違って＞感じるのだと訴えていた．…個々の物事が変化しているわけではないし，前の日のいろいろな出来事はよく覚えているのに，ただこれらすべてのものがそこにおさまっている枠組が毎朝別のものになってしまうのだという．彼女は明らかに，過去との連続性の欠如を，しかも上に述べたような特別なあり方での連続性の欠如を来しているのである」などと表現されています．これは過去との連続性を失い，時間的に先（未来）にあるものへ戸惑い，不安

もしくは恐怖をもたらすという，時間軸に沿った体験様式の変容でもあるので，木村のいうアンテ・フェストゥム的意識と共通点があります．すなわち木村は，「統合失調症の患者は，常に未来を先取りし，現在よりも一歩先を読もうとしている．統合失調症患者は未知なる未来の兆候を『あたかもその事態が現前するごとく』恐怖し憧憬するというよりは，むしろその事態がまだ現前していないと言うことに恐怖と憧憬を抱くのだと言うべきだろう．この統合失調症特有の未来先取的なあり方を，私自身は従来から『アンテ・フェストゥム的』と呼んできた」（原文中の用語「分裂病」は「統合失調症」と書き換えています）として，統合失調症の患者さんが，時に将来への了解困難な不安を訴えることを，時間論から導き出された体験様式の変容として指摘しています．濱田（2002）の表現を借りれば，それは「二手も三手も先を読もうとする不釣り合いな未来志向」で，「月初め，年度の変わる節目，所属部門の統合，上司の交代など，仕事の手順や人員の配置に変化を生じやすい時に，それも変化が実際に起こる前にしばしば緊張し不安定」になるという臨床観察と一致させた上で，「患者さんはむしろ，先がうまく読めないのではないか」と述べられています．特に，先に紹介しました症例の，音楽療法施行経過と共に改善した「考えてしまう」などの訴えや，症例2の「将来」に対し「何となく緊張を強いられる」という訴えは，これらに合致するようにみえます．また症例3では明確に「考えてしまう」という形での訴えはみられていませんが，その症状，表出，行動の変容などは症例1とほぼ同じなので，同様の病態のもとで同様の変化があったと推測するのは不自然ではないでしょう．

　もう1つ，統合失調症の方の，心の理解に役立つ理論を紹介します．コンラート（Conrad）（中井訳, 1994）のいう「トレマ」と

いう概念です．ここまで紹介した「自然な自明性の喪失」や，「アンテ・フェストゥム意識」と共通点のある心性です．Conradは，この統合失調症の根底にある緊張状態のことを，「トレマ」と呼んでいます．もともとは，「俳優が目前に出番を控えているときに味わう緊張状態を表す言葉」で，「俳優のように公衆の面前に身をさらさなければならない人は皆，演奏家も講演家も受験生も，この状態を知っている」と述べられています．そして，「それは『圧迫感』で，『障碍』の漠然とした予感」「この『圧迫感』が（患者さんの感じる）場の緊張を高め，ついに何かが『切迫している』という体験になる」「もはや自由ではなく，以前のようには動けず，決断できず，拘束され，道は狭まって，迫ってくるものの方向に向かうように強いられる」と語られています．このような，周囲には何も変化がないにも関わらず，病のプロセスによって心が追い詰められてしまうのです．

　ここで視点を変え，音楽心理学に目を転じます．音楽心理学者マイヤーは，著『音楽における情動と意味』の中で，情動理論について記述していますが，この内容は，先に述べました自然な自明性の喪失もしくはアンテ・フェストゥム的意識と著しく類似しています．そして，音楽がその体験を変容させることが可能であることを述べています．以下に引用しますと，「情動あるいは感情は，反応しようとする傾向が抑止されたり抑制されたときに生じる」とし，「将来のコースがわからない状態が始まると，それを明らかにしたいという強い心理的傾向が生じ，それは直ちに感情になる．それにもかかわらずわからない状態が続けば，人は疑いを持ち，確信のない状態へと投げ込まれることになる．その人は自分が状況をコントロールできないと感じ始め，自分が持っていると思いこんでいた知識に基づいた行動ができなくなる．要するに不安，あるいは恐怖を

すら感じ始める（もっとも，恐怖の対象は何もないのだが）」とされています．ここで描かれる体験は，本来は統合失調症における体験とは関連なく記されたにもかかわらず，まさに自然な自明性の喪失した，もしくはアンテ・フェストゥム的に先が読めなくなり絶望に陥った様態にそっくりです．「トレマ」のような緊張状態もこのようなものでしょう．

　そして音楽がその不安や緊張を解決する機序を次のように説明しています．まず前置きとして，「音楽で経験する不安による緊張は，実生活で経験する不安による緊張と非常によく似ている．実生活でも音楽でも情動は本質的に同じ刺激状況から生じる．すなわち，わからない状態であること，事象が将来どうなるかがわからないために行動できないことである．これらの音楽経験は演劇や実生活それ自体の経験と非常に類似しているので，特に力強く，効果的に感じられることが多い」ことを述べています．そして，「（音楽体験に比べると）日常の経験では，傾向の抑制によって生じた緊張は解決されないことが多い．そのような緊張は，無関係な出来事の洪水の中にまぎれてしまうのみである．この意味で日常経験は無意味で偶発的である」が，その一方で「芸術では傾向の抑制は意味をもつ．それは傾向とその必然的な解決の関係が明らかにされているからである．傾向は単に存在しなくなるのではない．傾向は解決され，結論を出すのである」として，音楽は，音楽そのものが日常生活でも経験するものと類似した不安や緊張を生じさせ（もしくは取り込み），さらに同じ音楽という刺激がその不安や緊張を解決するという構造を持つことを指摘しています．非常に平易な例として，18世紀のクラシック音楽などによくみられる（そしてそれは現代でも調性のある音楽ではほとんど同じです）音楽構造をあげ，図4-1の譜例の最終小節に来る音として，人はハ長調の主和音を期待し，その和

第4章 精神病圏（内因性疾患）の音楽療法

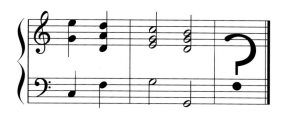

◎図4-1　不安・緊張を軽減する音楽構造

S_1………C_1S_2………C_2S_3………etc.
（S: stimulus 刺激，C: consequent 結果）

◎図4-2　刺激と結果からなる音楽構造の模式図

音（もしくはその代理和音）が鳴らされることで不安や緊張の解決がもたらされることを述べています．そして音楽は，そのような刺激と解決をもたらす結果の繰り返しによって構成されているとしています（図4-2）．

　このような調性音楽において，おおむね期待に添うわかりやすい解決が用意されている構造は，アンテ・フェストゥム的な時間構造とは対極にあり，いわば未来の安全が保証されるような安心感をもたらします．音楽への没入体験のもつイントラ・フェストゥム性によって自閉から変化し再度統合の緩んだ状態において，その，安心感を提供してくれる解決を享受する体験を繰り返すことは，将来がわからず緊張を強いられ自閉的にならざるを得なかった心的態勢に少しずつ変化をもたらし，やがて自閉とは異なるあり方へと導くと考えてよさそうです．今回記した，即興を交えた症例（症例1，2）

においては，統合失調症では自発的な即興音楽において非文脈的・崩壊的な特徴がみられるとしたこれまでの報告（阪上，1994/2001）と同様に，即興での交流には困難さが伴い，親和性が乏しい印象でした．そしてむしろ即興とは異なる解決の用意された既成曲での音楽体験によって改善がみられていることが，この機序に合致するように思われます．一般的に，統合失調症の音楽療法では，比較的即興の割合の高い神経症圏とは対照的に，既成曲が用いられることが多いこともこのような機序の反映かもしれません．そして，音楽の「流れ」の意義を実感していること（症例3）も，この音楽構造の効果を示唆するでしょうし，「つまらないことを」「いつも何かを」考えてしまうことがなくなって「楽になった」という訴え（症例1，2）も，解決をもたらす音楽がその緊張の軽減をもたらし，その結果自閉が軽減したと推測可能です．

　なお，ここでは，歌曲の歌詞については，ほとんど論じていません．当然歌詞も重要な要素ですが，筆者は詩的表現についてあまり明るくなく，かつ，歌詞の幅広さには本来的に議論を絞り込む難しさが伴うように感じていますので，以下のような側面をあげるにとどめたいと思います．

　いろいろな歌をみてみると，歌詞がそのまま「励まし」（たとえば歌曲『負けないで』など）や，慰め（『おまえに』など）になっていたり，幸せや切々とした悲しみを歌い上げるもの（『君といつまでも』や『恋人よ』など）や，映像を喚起するようなもの（『朧月夜』など），人生の深みを歌い上げているもの（『糸』など），誰もが通り過ぎる人生の一場面を描いたもの（『贈る言葉』など）など，さまざまなものがあります．

　ここで例としてあげた歌曲は筆者の主観による選択ですが，たくさんの患者さんと共有してきたものでもあります．これらに限ら

ず，多くの人に愛される歌の歌詞は，たとえストレートに表現しているものであったとしても，どこかには聴く側の想像力を刺激し，聴く側が自由に自分に当てはめて空想を広げられる自由度が残されています．さらにはストレートな表現を避け，暗喩などを駆使してその自由度をさらに高く設定している歌詞もあります．

おそらくは，その歌詞そのもののストレートなメッセージに加え，この，聴き手が自分の思いを自由に投影できるという側面が重要なのだと思います．この投影の生じやすさは，聴く側からみれば「どのくらい寄り添ってくれるか」と言い換えることができ，そのことが治療的にも作用するのだろうと思います．

そしてもう1点，歌詞と音楽構造の合致をあげることができるように思います．詳しく論じる余裕はありませんが，さまざまなヒット曲のメロディと歌詞の組み合わせを見てみると，和音の性質（わかりやすい例では，曲の中での短調と長調との移行など），和音の解決，転調などの音楽構造と歌詞が，非常にうまく組み合わされているように感じます（たとえば『神田川』など）．多くのヒット曲はこの点において優れているように思われ（すなわちこの点に優れている歌がヒットするような気がします），そしてそれは，先に論じたような，イントラ・フェストゥム性を高める上で非常に重要な要素であると感じます．

これらは，先に述べたように，詩学に疎い筆者の主観的な印象でしかありませんが，多くの患者さんが自分の大好きな歌をあげて下さり，それらの曲をいくつも通り過ぎてきた（伴奏の際にはやはり楽曲をかなり研究しますので）中で積み重なった実感です．多くの人に愛され，そして心の奥に届き，音楽療法的にいえば効果を上げる歌は，以上のような2点において優れているのではないかと感じられます．

症例の話に戻ります．3例とも，筆者と共に音楽を体験することに意義があったように感じているようですが，これは音楽体験が一般的に一体感を増す作用を持つことと関連があるかもしれません．音楽が集団への統合を促す作用を持つことは古くから指摘されています（Radocy, 1985）．また，系統発生的にさかのぼると，たとえばジェラダヒヒは仲間と交流する際，高さの異なる多種多様な音を作り出して個体同士の結びつきを強めようとすることもあるのだそうです（Storr著，佐藤他訳，1994）．これらから，他者との一体感を増すことが音楽体験の根源的な側面の1つであることが推測されますが，それを上述のようなイントラ・フェストム性の強い体験であることを踏まえて考察すると，音楽体験中には，自我の境界（自分と他者の境目）が曖昧になるといった現象が起こり，その結果として，他者（紹介した3例の音楽療法においては筆者）との，安全で親密なコミュニケーションの成立が反復され，その体験が寄与して，音楽療法が終わる頃には一時的に緩められた自我が再統合され，そのたびに以前のような自閉的な方向に偏っていたあり方が減ってゆく，といったプロセスが想定されるように思われます．ここに，単なるカラオケや，自室での単独の音楽聴取とは異なり，音楽療法士が介在して精神療法として成立する音楽療法の特性と意義がみいだせるのでしょう．

　なお，音楽への没入に関して音楽療法でしばしば言及されるのは，変性意識状態，そしてその1つであるトランス（Hans-Helmut Decker-Voigt著，阪上他訳，2004）などです．変性意識状態は，たとえば木村のいう「永遠の現前」などの超越的な時空間が目の前に現れ，意識野の変容をきたして自我の統合が緩み，そのコントロール下にあった思考や知覚などの精神現象が自生的に生じうるなどの点で，ここで言及した「急性精神病に近縁の状態」と共通性がありま

第4章 精神病圏（内因性疾患）の音楽療法

す．しかし，紹介した3症例において，音楽療法士の介在の下で誘発された「意識野の解体」とは，おおむね2点で異なるでしょう．すなわち，1つは，音楽に対する患者側からの音楽への注意の集中といった志向性を伴っていること（これに対し変性意識状態における集中の対象は，内面から湧き上がってくる表象です（Bonny 他著, 村井訳, 1997），そしてもう1つは，やはり解決の用意されている調性音楽の中での体験であることです．変性意識状態下の音楽聴取は統合失調症の病状を悪くする危険があり，その用い方には注意が必要であることもよく知られていますが（Summer著, 師井訳, 1997），3症例における「意識野の解体」は，統合が緩んだ状況下にあっても，脈絡のある音楽の流れにおのずから注意が集中され，種々の精神現象を統合に向かう流れに乗せることで，自我の統制が緩むといった「急性精神病」に類似の状態を作りつつも急性期症状の発現を抑えるといった安全な状況を作ることが可能です．これらの点が，変性意識状態やトランスの援用とはまた異なった意義を持つことになるのでしょう．

(2) 音楽体験が統合失調症に影響を及ぼす機序（仮説）

　以上の議論をまとめて，統合失調症の病態を踏まえて，音楽体験が統合失調症に影響を及ぼし，自閉を軽減する機序についての仮説を呈示します．

　まず，音楽が「傾向を引き起こし，その傾向を抑制し，さらに意味のある解決をもたらす」という音楽心理学的法則を基に考えると，例えば阪上の報告にみられるような，統合失調症患者における，統合されておらずまとまらない音楽特性（阪上, 2001）は「傾向を引き起こす（か起こさないかの）段階」に留まり，意味のある解決に到らないという特徴を示しています．また音楽心理学的に

「音楽で経験する不安による緊張は，実生活で経験する不安による緊張と非常によく似ている」ことを踏まえると，その現象は自然な自明性の喪失した状態やアンテ・フェストゥム的意識などの特徴を，表現病理学的に示しているのでしょう．

　患者さんが音楽体験に没入すると，まず患者さんを支配していたアンテ・フェストゥム的意識がイントラ・フェストゥム的なものに変容します．記憶に強く残っている，好みの既成曲の再現は，特にこのイントラ・フェストゥム性の促進に寄与します．この現象は，意識野という点からみると急性期症状の出現はないもののエイのいう急性精神病（意識野の解体）に近いものです．また，そこでは患者の自我境界は曖昧になり，音楽療法士の存在のもとに，その支持的態度も加味されて，音楽や治療者との安全で親密なコミュニケーションが成立し，音楽の構造が患者の自我に強く影響を与える基盤ができます．

　そして音楽によりイントラ・フェストゥム的に変容した意識の上に，アンテ・フェストゥム的でない構造を持つ患者の好む既成曲（不安や緊張を取り込み，解決をもたらす調性音楽）が用いられると，音楽のその特質が強い影響をもたらします．またそこでは治療者の健常な自我のあり方も，再統合に寄与するのでしょう．それらの結果，自然な自明性の喪失した状態やアンテ・フェストゥム的意識が変容して，将来がわからず緊張を強いられ自閉的にならざるを得なかった心的態勢に変化をもたらし，トレマのような緊張状態も和らぎ，それまでとは異なる方向に，自我が再統合されます．従来の報告でも指摘されてきた自閉の軽減は，このような経緯によって現実生活への不安や緊張が軽減され，自閉の形を取らずにすむ新たな心的態勢へと変化するために生じるのではないかと思います．

　むろんこれは仮説に過ぎず，今後の検証が待たれる点が多くあり

ます．しかし統合失調症への音楽療法が効果を上げつつあるものの，その技法の選択の基盤や背景となる理論が見出されていない（平易に述べれば「どうして効くのかわからない」）現状においては，このような議論は音楽療法を含めた統合失調症の心理社会的治療の発展のための意義はあると思います．

(3) 集団音楽療法における「集団」の意義

　さてここまで，個人音楽療法の症例を踏まえて，統合失調症の患者さんに対する音楽療法の意義について述べてきました．集団音楽療法でも，陰性症状の改善のメカニズムはほぼ同様と推測可能ですが，それに加えて集団ならでは意義があるだろうと考えるのは，自然なことでしょう．この点を考える上で，一度音楽療法を離れ，集団精神療法について少し概観してみます．主に，磯田 (1995) を参照します．

　精神分析を創始したのはフロイトですが，フロイトも集団の持つ意味について言及し，集団と個人との心理に共通性を発見して，「両者には共通のメカニズムが存在しているはずである」と主張し，集団本能を提唱したとされます．その後，フロイトは集団精神療法には重きを置きませんでしたが，サイコドラマの創始者として有名なモレノ (Moreno) が，1925 年のアメリカ精神医学会において，集団を精神科治療に用いる手段として「集団精神療法」という用語を用いて，初めて集団精神療法が公認されたといわれています．また，アメリカ集団精神療法の父と言われる Slavson は，集団の許容的な雰囲気に支えられて自己表現や劇を演じるということを重視しましたが，その考えの根本は精神分析であり，集団においては，各個人は対人関係において，それまでの転移状況を再現すると考え，誰に対して誰がどのような転移を向けるかを観察して解釈しま

した．なお，MorenoとSlavsonの間に，集団精神療法のプライオリティーを巡る論争があったことは，よく知られています．

　アメリカでこのような動きがあった一方で，イギリスでは，ビオン（Bion）が，集団心性は個人の無意識と同様のメカニズムを持って理解できることを示しました．Bionによれば，集団は単に個人の集合であるばかりではなく，集団それ自体として（group-as-a-whole）の無意識を有し，集団それ自体としての無意識の力動は，精神分析的に理解できるとしました．特に，自然発生的な集団においては，投影性同一視が多用され，集団それ自体として有する3種類の幻想（①依存：あたかもメンバーは全知全能のリーダーから安全と保護を受けることができるかのような行動をとる，②闘争と逃避：メンバーが闘争か逃避によって安全を獲得できその集団を守れるかのように行動する（実際には，集団内が分裂し，マジョリティはマイノリティを排除し，マイノリティが離脱してしまう），③つがい：救世主が作れるかのような操作がなされ，一層親密な議論や性的な議論などがうまれ未来志向的になり，集団内の2人の人間は将来何かを創造できるかのような希望を持ち，その希望が集団に存在する強力な感じから救い出してくれるだろうという幻想を持つ）が生じるとしました．これを基底的想定（basic assumption）と呼び，こうした幻想にとらわれた集団を「基底想定的な集団」と呼びました．そしてBionによれば，あらゆる集団は，この投影性同一視が飛び交う「基底想定的な集団」と，これとは反対の理性的で構成化された「作業集団」との間を行ったり来たりしている，とされます．この「基底想定的な集団」と「作業集団」とは矛盾するものではなく，同じ集団で瞬間瞬間に，繰り返し起こってくるとされます．

　このBionの概念を発展させたのがFoulkesで，グループマト

リックスの概念で知られています．集団の基礎概念として「マトリックス」を想定し，マトリックスはそこでさまざまな水準，すなわち現実の対人関係や，対象関係論的な転移・逆転移，集団としての全体の動きなどが，そこで繰り広げられ，さまざまなレベルでの交流が起こって，集団全体が進歩していくとされます．集団のリーダーはコンダクターと呼ばれ，彼の考える集団精神療法（group analysis）においては，治療者は集団に解釈を加えるだけでなく，むしろ集団全体のバランスをはかりながら，集団の言語的，非言語的な交流を促進するという作用を果たすとします．ここでは集団内での個人の転移感情の再現，対人関係論的な体験の新たな修正，基底的想定集団など，さまざまなことが起きます．

　このFoulkesの考えは，おそらく集団音楽療法で起きていることそのものです．もう少し磯田の論を引用し，集団音楽療法の実践内容につなげたいと思います．

　磯田によると，個人と同様に集団においても，意識的な世界と無意識的な世界とが併存しています．前述の通り，この意識的な世界は「作業集団」，無意識的な世界での集団を「基底想定的な集団」と呼ぶことができますが，「作業集団」では成熟した防衛機制（適応機制）が用いられ，知性化されて（知的処理が行われ），欲望は直接表現されることはなく，一定の目標が存在し，個人はそれに向かって努力し，規則によって個人の行動は統制されています．これに対し，「基底想定的な集団」においては，原始的な防衛機制が用いられ，欲望や，その表象である幻想が有意になります．言い換えると，前者は合理的な世界で，後者は非合理的な世界です．後者の集団においては活発に幻想が投影され取り込まれています．この過程は，表面にあらわれた「作業集団」の陰において通常は進行しており，それが姿を表すのは危機的な状況においてとされます．すな

わち，集団という場において行われるコミュニケーションは，2つのレヴェルで行われていることになります．

　集団音楽療法では，言語的な集団精神療法と少し異なり，特に「危機的な状況」でなくとも，良い形で，安全に非合理な世界を取り扱うことができることは，精神科での音楽療法を実践されている方には，すでにピンときていることでしょう．音楽があれば，危機的な状況でなくとも，むしろ安全で楽しい雰囲気の中で，非合理な世界を展開させることができるのです．これが音楽の強みです．集団音楽療法で，好きな音楽に没頭して歌ったりもしくは集中して聴いて音楽の中にいると，多かれ少なかれ無意識の，通常の社会的場面では非合理とされてしまうような気持ち・幻想（本能的な気持ちや恋愛に近い感情等々）や思いが湧き上がってきます．しかし音楽はそれを上手く優しく包み込み，罪悪感を持たせない形で自由な心のあり方を支えます．そしてそれはよほどの場合でなければ破綻することもなく，音楽が終わると程よく社会的なバランスのある状態に戻ります（時に病気が重い場合には，なかなか戻れないこともありますが，そのような場合はスタッフ全体で柔らかくフォローします）．曲間の会話でも，患者さんは，自由に，安全に自分の思いを語ることができますが，この時も，患者さんは，全体的・社会的なことを意識した発言ができるようになっていくこともあれば，自分の思いを強く語り続けたりすることもあります．コンダクター（音楽療法の進行役）はこの合理的な世界と非合理的な世界が共存することを常に念頭に置いて集団を観察し，これらのバランスを上手く取って，セッションを進めていきます．もし一部の患者さんが自分の幻想を強く語りすぎるならば，そこで柔らかく一般化して集団に返し，適度に患者さんの発散がなされる状態を保ちながら，好ましいコミュニケーションの場を提供し，時には社会性のモデリングを

行うなどの工夫をします．この繰り返しが，例えば最初は荒唐無稽なことや，自分のことばかりを語っていた患者さんが，全体を考えて程よく社会性のとれた（そして本人も無理に抑え込んではない）発言ができるようになっていきますし，逆にはじめはずっと自閉的で集団の片隅で自分の空想の中にいた患者さんも，自然な発言が出てきます．

5. 精神病圏の音楽療法．その方法論と効果の関係

　ここまで，音楽療法のいくつかの方法論と，それぞれの効果について具体的に触れてきました．すなわち，第2章ではさまざまな心身への効果を紹介し，第3章では，「即興」によって主に心因に関連した洞察や症状の改善が見込まれることを解説し，本章では，コクランレビューの結果から，統合失調症の音楽療法においては「訓練的活動」が認知機能の改善をもたらす可能性があることや，コクランレビューの結果に加え自験例を基に構想した，「既成曲」を用いるセッションの陰性症状への作用機序の仮説や，その集団精神療法の優れた側面などを述べてきました．

　これらを踏まえると，精神科領域の音楽療法の方法論と効果との関連について，以下のような模式図にまとめることができるかもしれません（図4-3）．すなわち，即興，訓練的活動，既成曲を三角形の頂点に置き，音楽療法においてそれらをどの程度のバランスで含めるかによって，それぞれ，「心因性の病理」の改善（心因に関連する洞察の獲得），「陰性症状」（統合失調症の内因性の深い病理までさかのぼる緊張や不安と，それに関連するいわば「ひきこもり」的な態度）の改善，そして「認知機能」の改善の，3つの方向性の効果を組み合わせることができるように思います（馬場, 2017）．

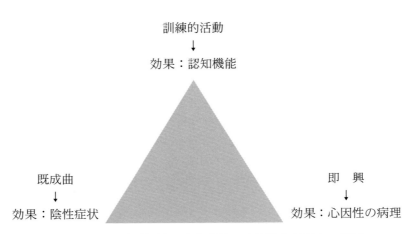

◎図 4-3　精神科領域の音楽療法の方法論と効果との関連

　この 3 つのうち,「訓練的活動」の極はたとえば先述の STAM であり,「既成曲」を用いた音楽体験の極は, 先に紹介した既成曲の聴取と歌唱に徹底した個人音楽療法（即興を除く）であり,「即興」の極はたとえば分析的音楽療法や紹介した個人音楽療法の即興セッションなどが該当すると考えることも可能です. また, 聴取が統合失調症の不安や抑うつに有効というエヴィデンスからは, 既成曲でも聴取の比重が高まるとその効果は心因寄りになるのかもしれません.

　そして実際のセッションでは, どのような効果を期待するかによって, これらの要素をどの程度組み合わせるか（たとえば, 指示に基づく演奏や合奏などの訓練的要素と, 既成曲の歌唱を併用する, または既成曲を中心に据えるが即興の時間も設ける, 等々の組み合わせなどで, この三角形内のどの辺に位置づけられるか, ということになるように思います）を考えていくと, 目標に合わせたセッションの組み立ての目安になるのではないでしょうか. もちろ

んこちらも仮説ですので，今後の検証がなされることが望ましいと思います．

　なお図4-3には組み込んでいませんが，聴取も陰性症状に効果があることと，第3章でみたように，音楽聴取がストレスホルモンの低下や交感神経の鎮まりなどの効果があることを踏まえると，おそらくは，聴取の場合も，イントラ・フェストゥム的意識をもたらすくらい夢中になって没頭・集中しているような場合には陰性症状への効果が大きくなり，もう少し集中度が弱く，聴き流すかのようにリラックスした状態での聴取はストレスホルモンの低下や交感神経の鎮まりなどの効果の比重が高まるのではないかと思います．これらは心理的な作用といえますので，聴取はその集中の程度により，三角形の底辺部分の左～右の間のいろいろなところに位置づけられるのだろうと思います．

6. ある精神科病院における音楽療法の軌跡

　最後に，この章のまとめにかえて，ある病院での集団音楽療法の数年の経過を記します．ここでは，医学的な考察を控え，なるべくありのまま記しますので，音楽の力と，患者さん自身の心のあり方・方向性が変わっていくお姿を感じていただければと思います．詳しい解釈はしていませんが，おそらくは，今までまとめてきたようなさまざまな音楽療法の効果が散りばめられているのだろうと思っています．

　もともとは，既成の音楽を用い，自閉的な形で固まってしまっていた自我のあり方を緩めた上で，自閉的でない形に変化させ，陰性症状を改善して活動性を上げることが目的で開始しましたが，何年

も続けていくうちに（メンバーの一部は入れ替わりましたが，病状の重い方が多いため，ずっと続けて参加している方が多数です）音楽療法の効果が上がっていったことに加え，集団ならではと思われる，あまり予想していなかった現象も起き，音楽療法スタッフも，そして病院の中枢の医師たちも想像もしなかった形に活動が発展していった例です．

　ある年の夏，単科精神科病院の男性開放病棟（60床，現在は閉鎖病棟に変更）で，音楽療法を開始することになりました．作業療法の枠組みで行うことになったので，作業療法士（進行補助）と進行担当の音楽療法士，それに主に伴奏を担当する筆者とで話し合い，以下のようなスタイルで開始しました．

　会場は，病棟内ですが大ホールではなく，病棟廊下のところどころにある，ベランダへの出口も兼ねる小さなスペース（テラスと呼ばれていて，椅子を並べると20人位で一杯になります）で行うことになりました．緊張と自閉が高い患者さんでも，なんとなくフラッと出てきやすい環境を作るためです．参加は自由で途中参加や退出も可能なオープングループとし，曲は前もってプログラムを決め，既成曲の歌唱（そして前述のように，歌わなくてもかまわない）としました．

　プログラムは特に流れを重視し，毎回，綿密に検討して決めていきました．安心できる解決のある楽曲が，統合失調症のアンテ・フェストゥム的意識からくる緊張を解き安全感を提供して，自閉的でない再統合を促すメカニズムについては述べましたが，同じことはセッション全体でもいえます．精神病の病態の基本は，シュナイダーの言葉を借りると「意味連続性の切断」です（Schneider著，針間訳，2007）．了解（相手の立場に経って追体験してみて理解・納

得できること）が難しく，（特に統合失調症では）思考の流れ・脈絡が途切れ，連合弛緩と呼ばれる状態になります．ブロイラーはこの連合弛緩が統合失調症の基本症状であるとしましたし，先の解説の，自我の統合が緩み精神現象の制御が効きにくくなるというのも，同じ病態を表していると言えます．この症状がもっと重いと，支離滅裂になります．

　したがって，逆に，音楽療法（音楽だけでなく，プログラム全体でも）で脈絡を作り，その音楽およびセッションの流れを深く・没頭して体験することで，連合弛緩が軽減される可能性があるという仮説を立てることが可能です．このような考え方で，毎回，事前にかなり時間をかけてディスカッションをして，選曲（計6，7曲）とセッションの脈絡を意識した流れを作成しました．

　まず月2回（月曜日午後）の頻度で開始しました．毎回，開始前にスタッフが適宜声かけ・誘導しますが，全く強制はしません．

　開始当初の時期は，必ず参加し集団全体に気を配る患者，大きな声で歌唱する患者や，歌唱はしないが問いかけには挙手し穏やかに参加する患者など，さまざまな参加形態がありました．また，毎回は参加しないが，特定の曲だけ参加する患者，セッションの様子を気にしながら遠巻きで見ている患者など，少し距離を取りながら注意を向ける患者もいました．しかし，積極的な患者は数名のみで，少し険しい表情のままセッションの場にいる患者が多く，全体として声は小さいが集中は保たれ，歌詞や音楽療法士を静かに注視している雰囲気でした．選曲や進行の試行錯誤を重ね，徐々に20名くらいで定着していきました．

　この病棟は，食堂を兼ねた大ホールを挟んで，60床からなる同じ構造の女性病棟とつながっていたのですが，やがて2年後の7月より女性病棟側から要望があったため，セッション会場がその男

女共用の大ホールに移行しました．セッションは男女混合となり，参加者は約40～50名くらいになりました．

　全般に女性患者の方が活気があり，セッション中の発言は女性が目立つ状態でした．一方で，遠巻きに見るように参加していた男性患者数名は，参加が乏しくなりました．

　その後，男性病棟の病棟医から，「隔週の空いている週にも，小グループで，活動性向上を意識した音楽療法を実施して欲しい」という依頼がありました．そこで，少し形態の異なる音楽療法を，当初実施していた男性病棟内のテラスにて行う計画を立てることになりました．病棟医からは，クローズド（参加者固定）の音楽療法を提案されたものの，音楽の特性などを勘案し，検討の結果，オープン（参加自由）となりました．また，合計6曲の歌唱（そして聴くだけでもかまわない）のスタイルは同じですが，うち中間の2曲は，事前に用意した5曲を呈示し，その中から2曲を当日の挙手で選択するというリクエスト時間を含めました．

　この形で開始しましたところ，患者さんは，やはり声はそう大きくはなく静かに集中している様子で参加していましたが，リクエストの際には手をあげる患者さんが多くいらっしゃいました．以下，この集団音楽療法を，小集団音楽療法と呼ぶことにします．

　参考のため，開始後にランダムにある回を選び，参加されている方のGAF〔Diagnostic and statistical manual of mental disorders, 4th edition (DSM-IV-TR) に示されるGlobal Assessment of Functioning：『機能の全体的評定』〕尺度を調べたところ，おおむね30前後（最高点は100点）でした．これは，「現実検討かコミュニケーションにいくらかの欠陥がある」～「行動は妄想や幻覚に相当影響されている，またはコミュニケーションか判断に重大な欠陥がある」といった程度の機能の低下がある状態です．このような方々に，あま

第 4 章　精神病圏（内因性疾患）の音楽療法

り複雑な思考を要する課題を提示しますと，とたんに前述の「アンテ・フェストゥム」的な不安や緊張が増し，自閉的になってしまうので，課題の複雑さとしては最低限に留めました（図 4-3 の三角形でいうと，訓練的要素をあまり高めないように留意したということになります）．平易に表現すると，病状の重い方が多いため，課題はそこそこに興味を惹くもので楽しさを伴い，負担になりすぎないようにしようという意図です．この形態にしたところ，一時期顔を見せなくなっていた患者も途中のみ参加したり，椅子に座らず廊下で座したまま聴くなどの形で，参加が再開したケースもみられました．この小集団音楽療法について，もう少し経過を記します．そしてその後に，数年間に渡る参加の中でさまざまな変化のみられた方を，個別に描き出してみます．

　コツコツと継続していく中で，この小集団音楽療法開始 2 年後の 10 月に，どのような効果がありそうなのかを，参加している方へのアンケート形式で調査してみました（馬場, 2015）．アンケートといっても簡単な質問に挙手をしてもらって集計をしたというシンプルなものです（これも，極力患者さんの負担にならないようにという配慮です）．

　実施したアンケートの概要を説明します．10 月の，あるセッション終了時に，調査の主旨を説明し個人情報保護を保証した上で簡単な質問を投げかけ，納得いただいた方には自発的に挙手で回答してもらう形式としました．質問は，2001 年に報告された，全日本音楽療法連盟の認定音楽療法士 205 名へのアンケート調査（村井ら, 2001）であげられた，統合失調症の音楽療法で効果が上がっていると実感されていた上位 7 項目を援用しました．具体的には「自発性・意欲の向上」（2001 年アンケート報告にて全回答 105 のうち回答 21），「感情表現・自己表現の増加」（同 15），「対人関係の

改善」(同 13),「疎通性・言語表現の改善」(同 10),「情緒的発散・気分の好転」(同 7),「自閉傾向の改善」(同 5),「情緒の安定」(同 5) を口語表現に置き換えて,進行担当の音楽療法士が口頭で投げかけ,その実感の有無を問うたものです.なお,比較のために,他の形態の音楽療法セッション(リクエスト時間のない,固定された 6 曲のプログラムの集団音楽療法)でも,同じ調査を実施しました.すなわち,小集団音楽療法以外の大ホールでの音楽療法の参加者も対象としました.なおこの時期にはこの病棟だけでなく,同じ構造の他の階(少し患者層は違いますが,かなり類似した環境です)の大ホールでも実施していたため(それらを「大集団」と呼びます),小集団と比較する音楽療法としてはこの 2 箇所の大集団を対象としました.これらの 2 つの病棟での大集団を (A),(B) とし,(A)(B) の参加計 51 名と,小集団音楽療法 ((C) とします) の参加計 16 名の自発的な挙手をカウントしました.

表 4-9 および図 4-4 に,そのアンケート結果を示します.なおアンケート回答は統合失調症以外の診断を持つ患者からも得られま

◎表 4-9 アンケート結果の比較 (回答数)

項目＼形態	(A)(B)	(C)	p 値 (χ^2)
自発性・意欲の向上	26	6	n.s.
情緒の安定	22	4	n.s.
情緒的発散・気分の好転	18	6	n.s.
感情表現・自己表現の増加	18	5	n.s.
自閉傾向の改善	17	7	n.s.
疎通性・言語表現の改善	13	6	<0.05
対人関係の改善	13	6	<0.05

第4章 精神病圏（内因性疾患）の音楽療法

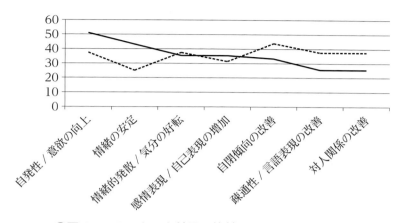

◎図 4-4　アンケート結果の比較
（実線：(A) (B)，点線：(C)　縦軸は％表示）

したが，今回の調査目的を踏まえ統合失調症患者の回答のみに限定して集計しました．

　これらをみると，(A) (B) と (C) では傾向に違いがみられるので，この点についてもう一段考えてみます．まず (A) (B)，すなわち既成曲を用いて固定されたプログラムに沿って展開されたセッションの効果として，参加者が主観的に感じているのは，「自発性・意欲の向上」が一番多く，「情緒の安定」「感情表現・自己表現の増加」「情緒的発散・気分の好転」「自閉傾向の改善」と続いています．さまざまな見方はありますが，たとえばこれらは各個人の内面の変化の反映で，一方では，他者との関係が生じてくる「疎通性・言語表現の改善」「対人関係の改善」の変化は，相対的に少ないとみることもでいます．歌唱（および参加の仕方によっては聴取）を中心とした技法では，他者との関係よりも内面を中心とした変化をもたらすことが，その音楽体験のあり方からも推測できま

す．一方（C）においては，「自閉傾向の改善」が一番多く，それに続く各項目もあまり差がなく，他者との関係に関連する側面にも変化がみられていることになります．「疎通性・言語表現の改善」「対人関係の改善」の2項目については（A）（B）と比べると5％水準の有意差をもって高い値となっているので，これらの項目への効果が相対的に大きい可能性があるといえます．

　この2つのセッション形態の条件の違いは，セッションの3・4曲目に，挙手によるリクエスト曲選定作業が入ることですが，セッション施行場所も規模も異なるので，一概にその違いが生じた要因を特定することは困難です．しかし，主観的音楽体験に重点を置く（AおよびB）のみでなく他者との関係の中での作業を，音楽の流れのなかで無理なく組み入れていること（C）は，その違いをきたした要因の一つと考えることはできるでしょう．この作業はコクランのレビューで紹介されていたCeccatoの報告ほど訓練的ではないにしても，若干の認知作業負荷があるだけでも，効果に違いが生じうることの反映かもしれません．

　おそらくは，（A）（B）でのセッションは，図4-3の三角形でいうと，陰性症状の極に近い形で，（C）のセッションは，やはり陰性症状の極に近いものの少し認知機能の頂点に近いところに位置づけられるということかもしれません．

　さて，このような地道な活動の中で，特に歌の訓練的なことを一切していない（時に発声練習と称して，音程も定めず自由に長く「あー」と声を出してもらうことくらいでした）にも関わらず，スタッフの間で，「いつの間にか，みんな歌がうまくなったね」「前は音程のずれる人がいたのに，皆合うようになった」「タイミングが待てず飛び出して歌ってしまうことがなくなった」などのことが気づかれていきました．もちろん，メンバーの一部は時々入れ替わっ

ていきますし，全員が歌っているわけではありません．おおむね，大きな声で歌う患者さんが数名～10名程度，よく見ると小さな声で歌っている方が10名弱，曲によって歌ったり歌わなかったりする方が数名，歌わない方が数名，といった印象ですが，全体として捉えると，常に安定して，音程もリズムも合っている，響きの良い声による美しい歌唱になっていきました．音楽療法を施行する側としては，技術の向上は全く念頭になかったので，新鮮な驚きとともに，時にはその上手さに感動を覚えるようにもなりました．

統合失調症の，歌唱（または歌わなくとも）による深い音楽体験を既成曲によってもたらすことを目指した音楽療法では，筆者は，伴奏が治療上相当な比重を占めているという実感と確信を持っています．伴奏のその場の雰囲気に即応した即興的なアレンジや，音楽構造（和声，リズムなど）や，ピアノの音色などによって，患者さんの反応は相当に，時に正反対くらい異なります．そのようなこともあって，セッションでは，市販の電子ピアノを使ってはいますが，そのピアノの音ではなく，別のグランドピアノをサンプリングした音源ソフトをPCに導入しています．そして，鍵盤の情報をMIDIによってPCに送ってそのソフトの音色を鳴らし，更にPCのジャックから直接音を出すのではなく，一度HDMIに変換して（その方が，デジタルからアナログに変換する際の音の劣化が防げるのです）スピーカーにつなげています．そのような工夫を，年余に渡り少しずつ進めていったのですが，患者さんが，とても注意深く伴奏の音に耳を傾けていることが，痛感されるようになりました．いつも全く気が抜けない，真剣勝負の伴奏です．そのためなのか，本当に伴奏と息が合うようになり，全体の音楽としての完成度が（そのようなことは狙っていなかったにも関わらず，自然発生的に）高まっていったのです．

やがて自然に，スタッフ間でも患者さんの間でも，「せっかくだから，どこかに慰問に行くなどして，多くの人に聴いてもらって喜んでもらえたら良いね」という話になりました．

　そしてこの話が具体化していきました．音楽療法開始から6年目，作業療法部門や病棟の皆さんのアイディアと調整により，夏のデイケアの方々の集まりの会において，デイケアに出向いて聴いてもらおう，ということになったのです．曲も皆で話し合って検討し，「想い出の渚」「翼を下さい」「夏の思い出」の3曲になりました．病院全体の問題ですので，デイケアの担当のコメディカルの皆さんを始め，院長先生にも許可をいただきました．

　当初，多くの医師はあまり興味を持っていませんでした．入院患者さんは先に示した通り，GAF尺度では30前後で，自発性の低い人が多く，奇妙な振る舞いを続けている人もいて，そのようなことが実現できるとは，あまり思われていなかったようで，それも無理のないことだと思います．

　やがて，音楽療法のない日にも，筆者の伴奏を録音したCDを使って，毎日夕方に患者さんが練習をするようになりました．それほど緊張する様子もなく，しっかりと練習を繰り返していきました．参加するかどうかは完全に本人の意志に委ねられていて，参加するかどうか迷ったり，一時的に軽い妄想を持ったりなど，揺れた方も何名かいらっしゃいました．しかし全体としては落ち着いて準備が進んでいきました．「服は揃えたほうが良いかな」「やっぱり聴いてもらうんだから，立って歌わないと失礼だよね」など，社会性を意識した発言も，自発的に聞かれるようになりました．

　そして8月の本番の数日前，たまたま管理的立場にある医師が，病棟を通りがかり，患者の皆さんの練習を耳にしました．すると，その先生（知徳に優れざっくばらんで裏表のない，おおらかな先生

です）は筆者に対しこのようにおっしゃいました．「おっさんたちの歌なんて聴いてられないもんだろう，と思っていたのに，練習を聴いて，とても上手いので感動した．いったい，どういう指導をしたんだ？」とのことでした．筆者は「指導はしていません．患者さんが自発的に歌いたくなるような工夫を続けただけです」と答えました．

　患者さんの自発性を一番尊重していますので，例えば直前に，「やっぱり行けない」と感じた方はキャンセルも可，としていましたが，最終的な自発的参加希望メンバー 16 名は，全員参加となりました．話し合いの結果，服装については完全な統一はしないものの，上衣は黒い色（T シャツや Y シャツなど）で統一することになりました．本番は開始前には少し緊張感もありましたが，歌が始まると皆いつものセッションのように音程もリズムもぴったりと合い，これまでで一番風格のある，美しい歌唱になりました．デイケアメンバー数十名が聴いていましたが，皆感動し，涙を流している人もいました．病棟の担当医師も聴きに来ていましたが，「皆，あれだけのことができるんですね．普段の様子を見ていると，つい，こんなもの（あまりできることがない）かな，と思っちゃうけど，そうじゃないんですね」と感嘆していました．音楽療法というのは，まさにそういった潜在的な力を掘り起こすことがあるのですよ，と伝えたところ，「本当にそうですね」と，感心しきりでした．また，引率してくださった看護師さんも，「患者さんに何かを『させる』のはできるのだが，『やりたい』と言わせるのはとても難しいのに，こんなことができるのですね」と感心していました．

　この病棟の音楽療法グループは，その後も発展し続けていて，今度は病院側からの要望で，他の高齢者病棟でも歌を披露し，更には関連施設の老人保健施設にも慰問に行こう，という話になり，それ

らも大成功でした．その間，患者の皆様は風格が少しずつ，そして確実に備わっていったようにみえました．もちろん，あくまで患者さん自身の治療のための音楽療法ですから，公演という目標が先走ってしまっては，本末転倒なので，自発性を第一に優先しながら，慎重に話を進めました．しかし本当に気品と自信の溢れる素晴らしい歌唱になり，スタッフは皆，敬服しています．

　この小集団音楽療法が始まってから，デイケアでの発表までの6年間の様子を，何人かの患者さんに絞って，簡単に描き出してみようと思います．

　60歳代の統合失調症と軽度精神遅滞を合併している，数十年入院している方（Aさんとします）は，とても音楽が好きで，歌謡曲やポップスなどの知識も豊富でした．しかし，自己中心的な傾向が強く気まぐれで，音楽療法も参加したりしなかったりで，退院の話が出ると不安になりひねくれてしまったり，時々離院してしまうこともありました．

　当初は，Aさんは参加すると必ずといっていいほど，曲の合間に自分の知識をひけらかすかのように自慢気に話し続け，他の患者さんへの配慮が全くみられませんでした．歌も大きな声で歌うので，その点はセッションの成立上は良いのですが，他の参加者は半ば辟易し，Aさんと他の方とが軽く対立しているような構造になっていました．Bionの「基底的想定」でいえば，「闘争と逃避」のような状態です．

　しかし，ある時またAさんは離院してしまい，他の閉鎖病棟に転棟になりました．他の参加者の方は，セッションの時には皆ホッとした表情を見せ，セッションもまとまるようになりました．そしてやがて，Aさんがまたこの病棟に戻ってきて，音楽療法に参加するようになりました．少し反省したような様子があり，以前より

は自己中心的な様子が減り，おとなしくしていましたが，それでも復帰当初は発言内容も変わらず，他の患者さんへの配慮もあまりありませんでした．

　いつの間にか参加は毎回になり，相変わらず参加すると大きな声で上手く歌っていました．しかし数年が経つなかで，以前のように1人だけ目立つような歌い方ではなく，徐々に皆に合わせて楽しんでいる様子がみられるようになりました．曲の間の発言はあるものの独善的ではなくなり，皆が自然にAさんの話に耳を傾けるようになりました．また，たとえば「千の風になって」という歌の後には，皆で「葬式は独りではできないね」などが話題になる中で「人は1人では生きていけないよね」などの，皆が納得するようなまとめ方をしたり，いよいよデイケアでの歌唱披露の話が進んでくると，「皆で歌うから良いんだ」「聴いてくれる人がいるんだから座ったまま歌うのは失礼だから，立って歌おう」など，リーダー的な発言をするようになり，集団の一体感を率先して作るようになって，長期的に大きく変化しました．

　しかし，本番の約1カ月前に，会場となるデイケアのホールに集団で下見に出向いたところ，その数日後に，「デイケアの人が自分を変な目で見る」と妄想的な発言が始まり，「そういう目で見られると，こちらも手が出て（暴力をふるって）しまう」「だから他の病院に移る」と唐突に強い口調で言い始めました．その様子を見ていた他患（デイケア歌唱には参加しない）が「Aさんは保護室に入るんだよねー」とふざけるような口調で言われたのを皮切りに興奮が強まり，主治医からは病棟外に出ることを一切禁止されました．その後の音楽療法にも「出ないよ！」とひねくれた態度を示し強い口調で拒否するようになりました．しばらくは1人で絵を描く（以前より時々描いていた）ことに没頭し，話しかけも拒否する

などの行動・態度が数日続いていましたが，徐々に落ち着きを取り戻し，やがて主治医から少しずつ病棟外の活動の許可が下りるようになり，不安を抱き迷いながらも，再度音楽療法とデイケア歌唱への意欲が戻ってきました．

そして迎えた本番では元のリーダー格の行動に戻り，率先して歌唱の冒頭の挨拶をするなどの役割をしっかりこなし，本番でも感極まり少し流涙していた様子でした．

他にも数名，簡単に様子を描き出してみます．

別の70歳代の統合失調症の方（Bさん）は，音楽療法が始まった頃は，曲間に，何の関連もない「網走刑務所！」という言葉をいつも唐突に笑顔で表出ていました．しかし数年の経過の中でそのような言葉は聴かれなくなり，段々と穏やかになって，スタッフに「片付けしないで申し訳ないね」などと気遣うようになり，自然なコミュニケーションが以前よりも増加しました．

もう1例（Cさん）の方は，途中から社会復帰病棟に移った方なので，デイケアでの歌唱には参加しませんでしたが，印象的なエピソードがありましたので，紹介します．40歳代の統合失調症の方ですが，まだ感情が安定しなかったある時，自分の好きなアイドル歌手の特定の曲をリクエストしました．スタッフ間で検討しましたが，あまり知られていない歌ではあるものの，一度取り上げてみようということになりました．そして次の回に実際にセッションでその曲を取り上げましたが，予想通りあまり知っている人はおらず，どちらかというとピアノ伴奏と進行担当者の歌唱で聴いてもらうことが主となりました．Cさんも落ち着かず余り聴いている様子がありませんでした．ところが，その数カ月後，Cさんは，「僕の大事な〇〇ちゃん（アイドルの名前）を，皆の前で晒し者にするとは何事だ！」と，通りがかった筆者に叱責しました．筆者として

はおおむね病態は理解していましたので,「あの歌を取り上げたのが,嫌だったのですね」と返す程度にとどめ,訴えの内容には踏み込まず,抗議の気持ちを受け止める形で対応しました.

そしてさらにその数カ月後,筆者もそのことを忘れかけていた頃,廊下ですれ違った際にCさんが落ち着いた様子で筆者に話しかけてきました.病状も良くなっているようでした.「先生,あの時は怒っちゃってすみませんでした」と,ばつの悪そうな笑顔で軽く頭を下げてきました.筆者は担当医ではなく,ほとんど会話したこともなかったので唐突な印象を受けましたが,例の曲を巡って怒ったエピソードだとすぐにわかりました.「怒りたくて怒ったわけではないことはわかっていますから,心配しなくていいですよ」と返しました.さらに数年後,社会復帰病棟に転棟している本人と外来の廊下ですれ違った際,「先生,今度,病院のカラオケに〇〇ちゃん(同じアイドル歌手)の歌が入ったんですよ」と笑顔で嬉しそうに報告してきました.病状が落ち着かないせいで原始的な反応をしてしまったことをCさん自身がしっかり自覚し,その後に思いが成熟して,特に長い時間コミュニケーションをとったわけではないのに,一瞬にしてさまざまに心が通い,好ましい人間関係が作り上げられたのです.これがまさに音楽の力があるからこそ起こる交流なのだろうと思います.今でも病院内でごくたまに顔を合わせますが,まるで担当医だったかのような,自然な会話が成り立ちます.

これらの例のように,音楽療法の中で統合失調症の方はさまざまに変化していきます.そこには,この章までに述べてきた,音楽の心理作用や精神療法的側面,そして陰性症状を改善したり洞察を促したりする音楽心理学と精神病理学を踏まえた音楽療法の理論的枠組み,そして集団精神療法における「作業集団」と「基底想定的な

集団」とが行き交う場を，知恵を絞り工夫を重ねて音楽療法チームがコンダクトしていくこと，そしてもちろん患者さんの前向きな姿勢などなどが積み重なって起きてくる現象なのだろうと思います．このように音楽は，さまざまな側面から検討し，そのもともと持っている素晴らしい力を発揮させてうまく用いていくことで，計り知れない効果を発揮します．

　ところで，少し視点を変えてみると，その効果を生み出す「音楽」は，どのような心の動きから生まれてくるのでしょうか．そのような音楽創造という視点からも考えてみることは，音楽の効果を更に深く見つめることに繋がると思います．そこで，次の章では，音楽創造の体験を，筆者の拙い経験を軸にしつつ，いろいろな議論を交えてながら，考えてみたいと思います．

第5章
音楽創造体験

1. はじめに

　　　ここまで，精神科領域の音楽療法の歴史，技法や病態とのつながりを踏まえながら，音楽療法の枠組みを考えてきました．この章では，音楽療法の視点をさらに広げ，音楽創造と心との関係に，少し触れてみたいと思います（なお，この章の一部は以前に発表した内容を改変したものです（馬場，2011））．

　　　筆者は音楽学者でも何でもありません．ただこれまで生きてきた中で，自然に音楽にふれあい，いつの間にか面白がって独学で音楽を作るようになり，さらにいつの間にか音楽創作の仕事や音楽療法などにつながっていたという，いわゆる音楽畑とはまるで違ったところで育った，ぽつねんと野に咲く名もない花（野草でしょうか）のような存在です．なので，あまり他の本ではみられない視点が盛りだくさんの話になってしまうかもしれませんが，常に地に足を付けて話を進めるよう，努力する所存です．どうかご容赦下さい．

　　　音楽の創造は，神秘的な側面を持つ営みです．もちろん，心の中に浮かぶイメージが関係していることはいうまでもありませんが，

単純に浮かんだイメージをそのまま音にするだけでは，新たな創造にはつながりにくいと思います．そこで，自らの体験とも照らし合わせながらもう少しこの創造のプロセスを多面的に考え，音楽の自己治癒的な作用についても考えてみます．なお，「音楽」の意味する範囲は大変広く，筆者がそのすべてを網羅するのは難しいので，ここではおおむね，多くの方が親しんでいる調性（キーの定まっている）音楽を想定しています．

2. 音楽はいかにして創造されるのか

(1) 音楽の表象とは

　音楽がどうやって生まれるのか．筆者が考えてすべてがわかるはずもありません．しかし，細々とですが音楽を作り続け，一方では精神医学の中でも特に症候学に比重を置いて学んできた身としては，筆者が考えることに何らかの意義もあるかもしれません．

　音楽を生み出すには，作曲者はまず何らかの形で音楽の断片的（もしくは未分化）なイメージを思い浮かべることと思います．そのような，聴覚などの実際の知覚ほどクリアではない少し漠然としたイメージを，精神医学では「表象」と呼びます．専門的には「感覚器への刺激なしに意識内に生じる像のことで，感覚や知覚に比べて浮動的で鮮明度が低い」と定義されますが，一般的には「イメージ」という言葉で捉えてもよいと思います．このような表象が音楽を作る際には関係しているのは確からしいことと思うので，まず創造そのものの話題に至る前に，精神医学的に音楽の表象について考えてみます．

　人間の精神活動には自我の働きがあり，さまざまな精神現象をコ

ントロールしているということは前に述べました．この「表象」もやはり自我のコントロール下にあって，通常は，自分の意志でイメージを思い浮かべたり，中断したり浮かぶのを押さえたりしています．疲労や眠気が強い時などは一時的に勝手にイメージが浮かんだり，メロディが頭から離れなくなったりしますが，健康であればそれで混乱したり著しく不安になったりすることはなく，例えば一晩ぐっすり寝ると翌朝にはそのような現象も消え，表象のコントロール力が十分に回復したりします．

　しかし，なかにはこの自我機能が低下して，表象が自動的に浮かんできてしまうという病態があります．よく知られているのは初期統合失調症（中安，1990）という病態で，類似の概念には，フランスでいう小精神自動症（Clérambault 著，針間訳，1998）などがあります．いずれも，自我の統合が緩み，そのコントロール下にあった，表象などの精神現象が独り歩きを始める病態です．中安のあげた15歳女性の例では，勝手に蘇ってくる音楽について，「テレビとかで耳にしたような音楽が聞こえてくる．ピアノを弾く時など邪魔になる」「(歌謡曲の) 歌っている人の声が聞こえる．現在聞こえているのではないとわかっているけど，実際に聞くのとかわりない」「頭の中に聞こえる．小さい頃からある」などと訴えられています．このような音楽表象は，コマーシャル音楽や歌謡曲など，記憶にある音楽の自生的な蘇り（勝手に出てくる）で，あまりつらくはなく，こちらから聞かないとおっしゃらないようで，自発的にこの症状が訴えられることは少ないようです．また，詳細は省きますが，筆者は以前に統合失調症に生じる音楽の幻聴を調べたことがあり（馬場，1998），一部には，言語幻聴の声でメロディが歌われたり，本来とは違う歌詞がついていたりする変形をきたすことはあるものの，ほとんどは記憶にある音楽が蘇って聴こえてくるもので，初期

や慢性期に生じる症状として位置づけることが可能でした．しかしこれはまだ創造とは直結しません．

(2) 音楽表象と音楽の創造

　さて音楽の幻聴と創造の関連については，シューマン（Schumann R）の逸話が有名なので，紹介します．シューマンの晩年の病については，統合失調症，うつ病，神経梅毒，躁うつ病および人格障害などのさまざまな診断が提唱されていますが，ここでは診断はさておき，新宮の記述（新宮，1997）を参照して，精神医学的にながめてみます．シューマンが晩年幻聴に苦しんだことはよく知られていて，幻聴の声の主は「天使」でしたが，時には声の主が「天使」から「悪魔」に入れ替わってしまうという特質を持っていました．その「天使」の声で歌われるメロディを書き下ろした作品がありますが，それは前年に作曲したヴァイオリン協奏曲の第二楽章のテーマと同じものだったそうです．この「天使」の声のメロディは，統合失調症の音楽幻聴が変化をきたしたというパターンと質的に同じです．すなわち，既知のメロディが幻聴の声で歌われたもので，記憶表象から発展して，他者性が生じていると理解できます．このような現象がシューマンの創造に関与したとみることは不可能ではないですが，一方では過去の旋律が再現されてしまっては，それは創造ではなくなってしまうので，本来の音楽創造からみればまだ距離のある現象といえます．

　さらに，幾人かの作曲家の作品に目を向けると，やはり過去の作曲家のメロディを，一瞬ですが再現されている作品が，時にみられます．もちろんそれらは意図的な引用でなく，ごく短い部分を意図せずにふと再現したように聞こえます．たとえばモーツァルトのピアノソナタ第14番（K.457）第2楽章（24〜26小節）は，メロ

ディと和声がほぼ同一でベートーヴェンのピアノソナタ第8番第2楽章冒頭の3小節に出現しますし，ベートーヴェンのピアノソナタ第23番第3楽章（86〜96小節）において主に左手で奏でられるメロディが，ショパンのバラード第1番（216〜224小節）で，若干の変形を受け移調されて現れています．これらは，音楽の着想と記憶表象との関連が反映されているのかもしれません．

　ここまで，統合失調症圏の音楽幻聴，シューマンの音楽表象，そしてベートーヴェンやショパンにおける記憶表象と創造の関連をみてきましたが，このような記憶表象だけで新しい音楽が創造できるわけではないことも，よくわかります．

(3) 音楽創造の力動的側面

　次に少し角度を変えて，音楽が生まれる心理的（力動的）側面を考えてみます．参考にするのは，前出のキース・ジャレットのインタビュー内容です（Jarrett K, 1989）．なお，ここでは即興演奏が話題の中心になりますが，筆者の体験も踏まえると，即興的に生まれた音楽的な素材を，その後に時間をかけてまとめ上げていくのが作曲であると捉えているので，音楽創造の原点として即興を題材に取り上げます．

　キースは，第3章で引用したように，即興演奏が生まれる時の「3つの段階」についてインタビューで述べています．それらを再度簡略に記しますと，「ミュージシャンに演奏能力があり，彼の指を動かすことができる．これが第1段階」「第2段階は，自分の指が弾いているのを聴く」「第3段階は，[…]自分の指にどんなふうに音楽をプレイさせたいかが自分に聴こえてくる時」と語られていて，それ以上さかのぼれない「欲望」を経験する，と述べていました．

内面を反映した即興演奏の成立には理由の説明の不可能な欲望に基づく必要があり，その「欲望」は，無意識に抑圧されている感情や心的エネルギーとの類似性が見受けられました．

　芸術創作の心理過程の理解に重要な役割を果たした精神分析家のクリス（Kris, 1976）は，創造過程における昇華について論じています．クリスによりますと，通常，精神分析でいう一次過程は，自我を「征服」してしまう（コントロールを失ってしまう）精神病的な退行を起こしますが，創作過程にみられる「霊感」と「推敲」という2つの層のうちの，はじめの段階の「霊感」においては，むしろ自我が一次過程を統制し，活用する形での退行が生じるとし，このことを，「自我による自我のための一時的・部分的退行」と呼びました．すなわち，病的な退行は不随意的（無意識的）・非可逆的で，自我のコントロールを失った退行ですが，健康な人間の洒落やウィット，遊び，性生活，睡眠，レクリエーションなどの退行は随意的・可逆的な，自我のコントロール下の退行であるとしました．音楽創造に際しては，このように自我の統合を緩めて退行しながらも，同時にその統制を失わないという逆説的な状態が必要なようです．

（4）自我の統制の観点から

　そこで自我の統制という点から音楽創造をながめてみます．たとえばラング（Lang, 1963/ 国安訳, 1973）編集の『モーツァルトの創作の世界』には，モーツァルトは，「手紙を書くのと同じ方法で音楽を書いた」「晩年はバッハの影響がみられる」「楽想を生み出すにはいかなる刺激も必要としなかった」などと記されています．しかしその音楽の着想については「すでに＜出来上がったもの＞として，そしてみがきをかけられた形で彼の心に浮かんできた」「モー

ツァルトの最初の霊感はすでに究極的な形を持っている」としか記されていません．佐藤 (1991) の『ショパンとピアノと作品と』によると，ショパンは，生徒の「どういう考えで，どこに到達することを目的にハーモニーを作って行くのか」という問いに「僕にもわからない．指に聞いてみなくちゃ」と答えたとされます．

　キース・ジャレットは，即興の最中は「自分のやることを頭でコントロールしない．重要なのはすべてひとりでに浮かんでくるのに任せること」と述べて，「そのときにそこにいるのはもはや聴衆だけで，ピアニストはいない」とさえ語っています．これらからは，着想の瞬間には自我のコントロールを（意図的に）弱め，「自我による自我のための一時的・部分的退行」を作り出し，表象がおそらくは次から次へと浮かぶような状態を作り出していることがうかがわれます．

　もう少し具体的に音楽創造の方策に目を向けてみます．音楽心理学者マイヤーは，ある音楽的出来事は，聴き手に後続のいくつかの出来事の到来を予想させるとしました．そして，音楽はそれらの出来事をそれぞれの蓋然性（次の出来事が予想通りであるかどうかの「確からしさ」）の程度を伴いながら内包することから，「音楽的意義とは個々の音楽的出来事が起こりそうだと感じられる蓋然性の程度の関数である」としました．すなわち，「ある出来事と，これへの到達手段との関係の蓋然性が大きければ大きいほど，その出来事の意義は小さくなる」と述べています．あまりに予想通りの展開が続くと，聴き手はその音楽の意義を感じにくくなるということです．そして，沖野のまとめ (1995) を参照しますと，共同体にとっての音楽的情報量という点から，「『内化された冗長さ』が増大すると，減少した音楽的情報量を補うために，より低い『構成上の冗長さ』が求められるので，『より蓋然性の低い進行がより高い頻度で

用いられる』ようになる」とされます．

　少し難しい表現が続きましたので，ここで誤解を恐れず平易に表現すると，「内化された冗長さの増大」とは，音楽的要素が共同体（聴衆）に飽きられることであり，「より蓋然性の低い進行」とは，聴き手の意表を突く展開，といいかえることも可能です．すなわち，当初は斬新であると共同体に受け取られた音楽的要素が，時代と共にその斬新さを失う分，さらなる新規・斬新さを求められるということで，作曲家は常にそのことを念頭に置いています．難しく聞こえますが，新しく作られた音楽が，それまでの音楽と似ていると，世の中では受け入れられにくく（飽きられ），音楽は時代とともに変わっていくといった，ある意味当然の現象を整理した考え方です．

　またキースは，「自分の古いアルバムからストックフレーズを取り出せば，あと4人ぐらいはピアニストができる」「自分はそれをしない」と述べています．ストックフレーズとは，即興演奏における一定のフレーズの再現を意味するので，キースは即興において同じフレーズの再現を行わないと考えていることになります．ということは，音楽の着想に際し，記憶にある膨大なフレーズと瞬時に照合して，記憶表象そのままの再現を避ける作業を行っていることを意味します．

　これらをまとめると，音楽の着想は，自我の統制を緩め能動意識が希薄になった状態（「自我による自我のための一時的・部分的退行」の状態）で浮かぶ音楽の表象を，マイヤーのいう「関数」のようなアルゴリズムに乗せながら，瞬時に検閲・加工する作業なのだろうと思います．この状態を維持するのは大変なエネルギーを要しますし，強い意志・志向性を持って創造の方向をまとめ上げて行くための自我の統合機能を，相当に必要とするのではないかと思いま

す.

　クリスは，前述の「霊感」と「推敲」の2層を特徴づけるのは，自我による統制の度合いが移動することと（前者は統合を緩め，後者では統合を強める），創作者のエネルギー備給（エネルギーの向かう先）が前者では自分自身に，後者では観衆の反応との間で移動することであるとしていますが，作曲や演奏中は，「霊感」と「推敲」は決して時間的に明確には区分しにくいので，相互を激しく行き来しつつ，内的にわき上がる表象とそれを客観的に検閲する作業を，いわば時間軸を越えて行っていると推測されます（第4章で述べた，意識的な世界「作業集団」と，無意識的な世界での集団「基底想定的な集団」とを行き来することが，個人の中で行われているともいえるでしょう）．そういった作業は，次のアンリ・エイ（1975, 大橋他訳, 1979）の印象的な文章に象徴されるように思われてなりません．「正常人に固有なものとは，――自己の本能的活動の根源そのものとどこまでも接触を保ちながら，自分自身の内部にさまざまな自動症の重荷を感じながら，感情の灼熱に身を投じ，美的感動や詩的耽溺，空想的感興へと退行しつつも，さらにまた幼時の空想や夢の中の幻影を自己自身の最も感じ易い，最も力強い核心として持ちつづけながらも――，それにもかかわらず現実への適応を統べる心的機能を働かせることによって，自己の情熱，想像，情動の戯れを統御してゆくことに他ならない」．

(5) 再創造

　いうまでもなく，多くの方が音楽を聴いたり歌ったり，演奏したりして楽しんでいます．このような楽しみ方は，創造とは無縁なのかというと，そうではありません．このような楽しみ方は，「再創造」と呼ばれます．そこでは，創造に近い形の心の作業が行われて

いるとされています．クリスは，歌の旋律や歌詞を口ずさんだり，初めて聞いた楽節を自分で繰り返して体験を味わい直すといった，「芸術家に同一化する」行為は，観衆が受動から能動に転じて芸術作品を再創作する行為であるとし，芸術家が創作中に体験しているのに近い心理過程を体験するとしました．その過程は，まず作品を知覚する（音楽を聴きはじめる）という，意識の側から開始され，次に前意識での推敲に，そしてエスの反響に到るとして，一般に人は芸術家とは違って，逆の順序を辿るとするとしましたが，やはり「霊感」と「推敲」の2層があること言及し，創造との共通性を指摘しました．創造する場合にはまず「霊感」が働き，そこに「推敲」が加わって作品が出来上がっていきますが，一般の方の聴取の場合には，まず冷静な状態で聴き始めるので最初は「推敲」のような状態でいますが，音楽にのめりこんでいくと「霊感」を受けたような状態になっていくということを意味します．このような体験は，どなたもが思い当たる心の動きなのではないかと思います．

3. 音楽による自己治癒

さて，このような心の動きからくる音楽の創造・再創造は，どのような治療的作用を持っているでしょうか．このことについて考えてみたいと思います．

(1) 音楽療法症例より

まず，第4章で紹介した3例のうちの2症例を，音楽との関わりの部分を中心に振り返ってみます（p.87）．

すると，症例1は，当初は歌謡曲の歌唱やピアノ練習，即興などを行いましたがその後，数カ月間の著しい拒否の時期に陥りまし

た．そこで，好みの歌曲の歌唱と聴取に絞り声掛けをしたところ，徐々に興味を持ち再開できました．その後は自発的に継続的に参加するようになり，だんだんと発語や感情表出が増え「両親が亡くなって寂しい」と流涙し，話すのももどかしそうに貪るように音楽に没頭する時期を経た後，数年後には自然な笑顔や発話が増え「物事に積極的になった」などの変化を自発的に語るようになりました．

　症例2は，当初は半年間の即興音楽療法によりそれまで表出しなかった内面をさまざまに語るようになりましたが，自閉的な生活態度にはあまり変化がありませんでした．そこでその後に好みの既成曲の聴取・歌唱を中心とした手法に切り替えたところ，徐々に音楽に没頭するようになり，症例1と同様，話すのももどかしそうに貪るように聴取や歌唱に没頭する時期を経て，緊迫感が減り自然な発語が増え，嚥下障害も改善し，毎食の経口ネラトン食のうち2食での常食摂取が可能になりました．本人は，「いつも何かを考えてしまっていた」「それが無くなって楽になった」などの変化を実感していることを語りました．やがて退院のことを話題にするようになりました．

　このように，両症例とも当初は，全く他者を受け付けなかったにもかかわらず，音楽に没頭する時期を経た後に，変化が生じています．むろんこれらは音楽療法士の介入があり「自己治癒」とは呼べませんが，介入を要した理由として，クライエントが，自力では，自分の聴きたい音楽を選択できなかったことをあげておきたいと思います．つまり，自分で聴きたい音楽を選択できる健常者は，音楽療法士や他者の助けがなくとも，自分で選択した音楽に没入する体験においてクリスのいうような再創造の体験をして，自らの心のあ

り方を変えることもできる,すなわち「自己治癒」的に音楽を用いているのではないかと思います.

(2) 日常の音楽体験

　　　　第4章で触れたとおり,音楽体験は「理性的な日常性の中で過ごしているどんな健康人のもとにも訪れる非理性の瞬間」で「愛の恍惚,自然との一体感,芸術における超越性の体験」などで生じるとする「イントラ・フェストゥム的意識」(木村, 1982)をもたらします.この体験が自閉を軽減させる機序については,第4章で述べたとおりですが,この点を再確認すると,音楽に没頭して自我の統合が緩んだ際に提供される音楽が,心の奥底にある不安や緊張を取り込み,マイヤーが述べるごとく「自我は音楽の自我と入れ替わり」一体となったところに,音楽による安全保障感のある解決を味わう体験が繰り返されることで,新たな形で自我が再統合され,それまでの「将来のわからない状態」からの脱却をもたらし,外界に対する安心感を得た新たな心的態勢が構築されることで,自閉が軽減したのではないかと,推測しました.

　　　　この機序を踏まえて,今度は健常者に視点を移してみます.われわれは,自らの好む音楽の選択は,音楽療法士の介在がなくとも自然に行っています.自分が何を聴きたい・歌いたいのかを考えながら選ぶ,または何も考えず無意識に選ぶ,いろいろな場合があるでしょう.その音楽を選ぶ目的は,これまで触れてきたような,同質の原理のこともあれば補償の原理のこともあるでしょう.音楽の展開・流れを利用して自分の求める気分に変えていきたいと考えて,気分の転導を目指して選ぶこともあるでしょう.自分の思いを代弁してくれるような歌詞の歌を選ぶ場合もあるでしょう.どのような場合でも,そしてどんな種類の音楽でも,音楽に没頭して,音楽と

一体となる（これまで触れたさまざまな表現を借りれば，強烈でなくとも，軽くとも，「自我は文字通り音楽の自我と入れ替わる」体験，イントラ・フェストゥム的意識を生じさせる体験，そして平易な表現を用いればちょっとした「感動」でしょう）点が共通するのだろうと思います．日常の音楽体験（再創造）の意義の1つはここにあり，このようにして，統合失調症と類似の機序，すなわち軽く自我を解体させ，流れがあり自分の望む解決をもたらしてくれる音楽をそこに導入して，その体験後に新たな自我のあり方に変化させるというプロセスにより，抑うつや不安などのさまざまな心理的症状の出現予防や，症状の軽減などの自己治癒的な作用を，意図せずとももたらしているのだと思われます．クリスによって見出され，ベラック（Bellak L）によって命名された「適応的退行」という概念があります．これは，辞書を引用し平易に表現しますと，「自我が随意的・一時的に，二次過程（本能衝動に密接した一次過程とは異なり，外界に対する適応して働く心理的過程）から一次過程への退行を起こし，一次過程にあった無意識的な欲動エネルギーを，自我が取り入れて再び二次過程に回復し，この回復の過程で無意識であった活力を有効に適応性を持って昇華し表現する」こととされます．平易に述べれば，「音楽などを使って，自分の意志で心を自由に（いわば子供がえり）させ，その状態で気付くことのできる心の奥に眠っていたエネルギー引き出し，世の中に適応できて有効に利用できる形に置き換えて，また大人の心に戻って行く」ということでしょう．われわれが音楽を聴き・歌い・演奏し，その時間を経験した後現実に戻ると何かが変わっている，という体験は，まさにこれなのだろうと思います〔芸術家での場合はこれを「創造的退行」と呼びます（シェーファー）．(小此木, 2006)〕．

さらに発展させると，この自己治癒のプロセスは，単に不安や緊

張の軽減などをもたらすのではなく，誰しもが一度ならずとも経験する，音楽がわれわれを一段高いところへ誘ってくれる現象に，強く関与しているようにも思われます．それは霊的体験，感動，至高体験などと表現しうる音楽体験ではないかと思います．

4. 霊的体験

　ここからは，さらに霊的体験に話を発展させてみます．なおここで扱う霊的体験の概念のもととなる「霊性」とは，近年になって精神医学の教科書などにも登場するようになった，たとえば森田 (2015) のいう「特定の宗教によらない，人生に意味や目的を与えるその人の価値観」や，Favazza のいう「個人の存在よりもスケールの大きな，より超越的な存在とのつながり」（加藤他編，2011）といったもので，霊的体験とは，先にクリスが述べたような霊感を生じさせる体験という意味合いですので，特別な宗教的・超自然的な意味ではありません．誰しもが時に経験する強烈な感動や，マズローのいう至高体験と類似の体験と捉えるとわかりやすいと思います．

(1) 至高体験

　周知の通り，マズロー (Maslow, 1971/上田, 1973.) は至高体験について「注意を完全に保持する興味深い事柄に魅惑され熱中し夢中になること」とし，それは音楽のみならず映画や小説，仕事への没頭などでも生じるとしました．しかし調査の結果から，至高体験をもたらす最も容易な方法の一つは音楽であったとしています．そして至高体験の効果としては，不安などの病気の徴候の消失や，自発性・勇気の増大などをもたらすとしました．マズローは詩人や音

楽家，宗教家，哲学者がこのような体験をすることが多いと述べたとのことですが，一部のそういった人々しか経験できないとすれば，それはとてももったいないことです．マズローは，至高体験は自己実現の暁に得られる（自己実現の後の至高体験）としているものの，順序が逆になりますが何らかの形でこの至高体験が提供できるならば，自己実現に向けた意欲が喚起される（至高体験の後の自己実現）という面もあるように思うのです．この至高体験のような時間を，多くの方に体験していただけるよう誠心誠意努力するのが音楽家の役目だとも思いますし，たとえ強い至高体験でなくとも，ふと音楽に耳・心を傾けて，聴き終えると，何らかの気付きがあって，それまでと少し人生が違って感じられるならば，至高体験のような方向性を持った特別な時間を通り抜けたと言えるのではないでしょうか．音楽療法に目を向けますと，クラシック音楽を用いて音楽療法士が視覚イメージを誘導し，ロベルト・アサジョーリの意識モデル（第3章, p.62, 図3-1）を基盤にクライエントを上意識へと導き，霊的体験をもたらすといった，GIM という手法もあります（前出）(Bonny, 1990/ 村井，訳，1997)．このように音楽は至高体験，霊的体験をもたらす力の強い芸術であり，日常生活においても，その点で非常に有用な手段となるのだと思います．

(2) 霊的精神力動論

そしてその効果に関して，濱田の提唱する霊的精神力動論を参照してみます（濱田，2010）．濱田はマックス・シェーラーを援用し，人間学的3元論を基に，単に受動的に感じ取るのみでない，志向性を持つ「感受」を下層から順に付置しました．なお，この概念はキリスト教につながりを持つもののようですが，ここでは前述の通り，特定の宗教にもとづくのではなく，広く人間一般が体験しうる

ものとして,捉えています.この「感受」は以下のとおりです.
① 「美味しい」などの快や,有用価値を反映する感覚感受
② 「生き生きとした」実感などの生命価値や健康・幸福感である生命感受
③ 「喜び」「悲しみ」など文化・美・法哲学的価値を志向する心的感受
④ そして絶望や至福,憧憬など,対象を持たない聖価値や絶対的なものを感じ取る霊的感受

　そして,下層から順に,生命・快価値を志向する情愛,文化価値を志向する心的愛,および最上位に聖価値を求める霊的愛を置く「愛の3段階」を提唱しました.ここでいう「愛」は,人間愛などに拡大した広い概念です.そしてたとえば「悪とはより低い価値を選ぶ意志」のことであり,疾患でいえば,統合失調症は病のために(つまり本人に落ち度があるわけではありませんが)「霊への希求が閉ざされた人間学的危機」であると指摘しました.そして,上位の価値への志向を見失い,自分の日常の周囲の些細な事ばかりに注意が向いてしまう「水平方向」のとらわれから脱し,霊的価値の追求である「垂直方向」に人を導くのは,強い感情体験,霊的体験であるという「霊的精神力動論」を提唱して,その治療的意義を示唆しました.音楽は前述のように強い霊的体験となり得ることから,一般的には(宗教音楽などを除いては)宗教とは特別なつながりがないにも関わらず,この垂直方向への志向を取り戻す上で非常に大きな力を発揮しうるように思われます.

(3) 器質力動説的観点からみた音楽体験

　以上をまとめ,再度器質力動説を参照して,音楽創造の治療的意

義について試論を呈示します．古茶らのまとめ（2000）を参照すると，第4章でも触れたエイ（Ey, 1981）の器質力動説では，精神生活全体を統制して高い水準（日頃，「意義のあるきちんとした生活を送ろう」「人間としてより良い振る舞いをしよう」「人の役に立つように努力しよう」というような意識です）に統合している高級・上位の精神機能の何らかの不全が病気によって生じたのちには，残存している一段低い水準での再統合，人格の退行的発展というような統合失調症の過程が生じるとします（繰り返しますがこれは病気のせいで，患者さんには落ち度はありません）．このことを踏まえると，音楽体験が自我の解体をもたらし，そこに霊的精神力動論的な霊的体験がもたらされるならば，その感動・霊的体験の後になされる再統合は，精神病の症状の表れとは逆の垂直方向に向かい（すなわち一段下に下がるのではなく，一段上に上がっていく），より上位での統合となる可能性があるように思われます．

　音楽創造は，「自分で即興を生み出し演奏している」という実行意識（自分で行っているという感覚）や，表象の自己所属性（浮かんでいるイメージは自分のものであるという感覚）が軽減した点で，先述のキース・ジャレット（1989）の「そのときにそこにいるのは，もはや聴衆だけで，ピアニストはいない」という指摘のとおり，聴衆の体験と同質・平等なものになるのでしょう．ということは，聴衆，すなわち再創造を行う過程でも，創造の時と同じように音楽との境界が消失します．つまり，創造も再創造も同様に「一段高い次元での統合」が行われると考えて良いように思われます．例えばコンサートなどで音楽に強く感動すると，その後には，毎日を生きる意識が一段高いものに変わることがあるのは，この現象でしょう．このように，音楽に没頭することは，先にクリスの説明にもあるように，創造に近い面を持つ過程なのだと思います．

音楽家は創造にあたり，エイのいうように「感情の灼熱に身を投じ，美的感動や詩的耽溺，空想的感興へと退行しつつ」(p.135)も，霊的精神力動論に示される垂直方向への再統合を常に志向します．それに成功し生み出された作品が，多くの人に感動をもたらし，同時に，その上位での再統合が音楽家自身の精神的破綻を防いでいるのかもしれません．このように考えると，音楽家の創造活動や健常者の日常生活での創造・再創造活動は，統合失調症の音楽療法の治療機序と同様に，音楽による霊的体験が作用して，高い水準での再統合をもたらすと考えることが可能です．筆者の場合も（「高い水準での再統合」かどうかはわかりませんが）自らの音楽活動に照らし合わせてみると，第1章で述べましたように，「音楽のない世界を想像すると，生きていけないのではないか」と漠然と感じていました．もし音楽活動をしないでいたら，何らかの精神的なバランスを崩していたのではないかと思っています．

　すなわち，統合失調症の音楽療法では精神病的プロセスとは逆の方向性を持つ再統合によって成し遂げられる改善を，音楽家には破綻を防ぐ作用を，そして日常生活を送る健常者には，より高い価値への志向の再確認によって，自己治癒，およびさらにはより高い心のあり方に思いを巡らせる作用をもたらしているのではないでしょうか．これが音楽の力なのだと思います．

　音楽療法の場面に舞い戻ってみますと，音楽療法での伴奏が，単に「きれいな整った音楽」になっていると，第4章で述べた，集団精神療法でいう，理性的で構成化された「作業集団」から抜け切らないまま時間が過ぎていきます．患者さんが感じている無意識を代弁してみますと，「歌の伴奏ね．そこそこ綺麗ね．でもだから何なの？」という感じだと思います．段々と退屈してきます．このよ

うな伴奏による音楽療法セッションは，無意識を特に刺激することもなく，整っただけの，つまらない時間になってしまいます．音楽が，瞬時に心の奥に届き，活発な想像力や投影を促すには，そこでの伴奏や音楽が，（たとえ既成の曲を用いる場合であっても）今まさにそこで生まれたかのような，創造的な息遣いが必要なのだろうと思います．これは音楽療法に限らず，通常の音楽活動でも同じです．筆者の立場でいうと，音楽療法でも音楽活動（コンサートなど）でも，今まさに生きていることを表すような真剣勝負で演奏しないと，聴いて・歌ってくださる方の心に入り込めない実感を持っています．音楽療法でのこのような経験と，音楽活動での経験が相互に影響し合っています．ほんとうに感謝すべきことだと思っています．

　第1章で筆者の体験を「音楽療法を始めた当初は，医療は医療，音楽は音楽，そして音楽療法は音楽療法と，異なる3つの軸があってそれぞれを別に考えていたが，だんだんとその軸は近づき，今は，同じ方向性にあるものを，少し違った角度から行っているだけのように感じている」と記したのは，このことなのです．音楽が，音楽ならではの力を発揮するためには，創造的であることがもっとも重要なポイントの1つなのでしょう．音楽は「生きている」からこそ，音楽なのです．

第6章
まとめにかえて

　第1章では，音楽，精神医学，音楽療法との筆者のかかわりについて，たどってみました．第2章では，精神疾患の階層的なみかた，および精神医学と音楽療法の歴史を関連させながら整理し，第3章で音楽の心身への効果や心因性疾患に対する音楽療法を，第4章では症例も交えて内因性疾患の音楽療法を筆者なりに概観し，第5章では音楽創造について，これもまた筆者の立場から精神病理学や精神分析などを踏まえて考えてみました．この最終章では，ここまでの間で触れられなかったこと，いつも思う音楽の不思議さ，推測（主観）ではあるが何か手応えを持って感じていることなどについて触れ，未来に開かれたお話にしたいと思います．なお，以下には，日本病跡学会誌に以前に記した内容（馬場，2012）も含みます．

　音楽は，物理学的には意外に単純な情報で，たとえばスマートフォンにある簡易録音アプリケーション（ヴォイスメモなど）で象徴的に表示されるように，空気の波（疎密波）にすぎず，波形や数値などのデータで表すことは比較的容易です．しかも，基本的には人間の可聴域はおおむね 20〜20000Hz とされているので，それ

第6章 まとめにかえて

以上とそれ以下の，聞こえない範囲の音をカットしても意識上にはあまり違いが感じられないため，CDなどのデジタル音源ではかなり情報が減らされています（ただ，実際には聞こえていないはずの高周波成分が含まれている場合とカットされている場合とは感じ方が異なることが，脳波の研究などでも見出されていて（大橋, 2003），より高周波域のデータを再現できるSACDなども作成されています）．このように，さまざまな録音ソフトウェアをもちいれば，音楽の波形のシンプルさを容易に目にすることができます．にもかかわらず，このシンプルな疎密波が人間の心の奥に届き，場合によっては人生を変えるくらいの力を持つというのは，やはり不思議で仕方ありません．

　たとえば，全く同じ楽曲でも，弾き手によって，聴き手に与える印象はまるで違います．ある場合は退屈でしかたがなかったり，ある時はとても知的で刺激的に感じられたり，またある時は感情を大きく揺さぶられたりなど，まったく異なる反応を聴き手に呼び起こします．なぜなのでしょう．筆者には，この問いへの論理的な答えは，思い浮かびません（演奏の技術は重要な要素ではありますが，それだけの問題ではありません．全くミスがなくうまくても，つまらない演奏というのもありえます）．もちろん曲の持つ良さ（メロディ，編曲など），演奏の質，音を発する環境，聴取する側の条件や心の状態など，非常に多くの要素が関与するからでしょう．でも，そうであってもやはり不思議というか神秘的というか，解明のできない要素がどこまでいっても残るのが音楽なのだと思います．

　第1章でも触れましたが，筆者は普段の日々では，ピアノでは決められた練習のみをすることが多いです．やはり音楽以外の仕事の時間が多いので，日々自分の腕を上げる（もしくは落とさない）

ためには，基礎練習は最低限のノルマです．そして余裕がある時に，思い立って即興で演奏してみることがあります．前述したようにそうすると基礎練習とは全く違う，即興演奏を始める前までは存在しなかった心の動きが，自分の中に一気に生まれます．このことはもちろん，第3章で述べた音楽と無意識の関係や，第4章で触れたイントラ・フェストゥム的意識などとのつながりがあるからだろうとは思いますが，なぜそうなるのか，不思議でなりません．弾いているうちに「あ，今日は，自分はこんな気持だったんだ（たとえば，実は自分は怒っていたんだとか，寂しかったんだ，など）」と気づくことがありますし，自分の気持ちが高ぶりすぎていればそれを落ち着かせてくれることもあるし，逆にエネルギーがないな，と感じていた時に，弾いているうちにそれまで感じられなかったエネルギーが湧き上がってきたりなど，予想もしない変化が起こります．しかしこれは，変化という面と同時に，その時の，自分で気づいていなかった本来の自分の状態に戻る・確認できるということでもあるように思います．音楽を前にすると嘘がつけないということ，そして，世の中の些細なことが削ぎ落とされ目の前から消えていって，たとえば，人間は皆平等なのだ，とか，年齢や性別，国籍，社会的立場，そのようなことは全く重要ではないのだ，という思いにつながってゆくこともあります．

演奏活動でも収録でも，そして音楽療法でも同じですが，一音でも気を抜くと，それなりの，いわばあまり強さのない音楽になってしまいます．極端に言えば，あってもなくても大勢に影響のないものになってしまいます．もしそうならそういう音楽は，どちらかといえば「音」でしかないでしょう．人間の技術を介して発するメッセージですから，何から何まで完璧であるのはなかなか難しく（し

第6章　まとめにかえて

かしそれを実現しているのがプロの音楽家ですが），やはり音楽療法中などにも，一瞬，気を抜いた音を弾いてしまったりすることがあります．患者の皆様とは温かい心の交流ができている場合が多く，むしろそういう場合でも見守ってくださるような視線さえ感じることがありますが，音楽の仕事などでは，そういう音が交じると，一瞬で，ダメ出しがきます．かつて，作曲の段階で，あまり突き詰めない箇所が残っている自覚は何となくはあるものの，無意識にそれを否認して（気づかないことにして）そのまま作品を持ってゆき，録音に臨んだことがありました．するとプロデューサーに注意されるのはすべてその箇所で，大変驚いたことがあります．防衛の残った音楽は，プロにはたやすく見抜かれることを知りました．どうしてわかるのだろうという不思議さと，プロなのだから見抜けるのが当然なのだろうという思いとが交錯し，衝撃でもありました．このように，スタジオでの収録では，ほんの少しでも気を抜いてしまった音が出ると，すべてが，自分の弱さが，そしてその弱さをできれば気づかないでいようとしていた自分が，全部伝わって見抜かれてしまいます．そのような経験もたくさんさせていただいた（基本的に音楽が独学の私には，現場が学校でした）ので，気を抜かないで演奏するようになってきましたが，まだまだ到達すべき水準は上にあります．それにしてもどうして，音楽は，一瞬の音，一つの音で，心の奥の動きまで伝わってしまうのでしょうか．不思議でなりません．聴く側としては音楽の素晴らしさを（演る側としては音楽の怖さを）痛感します．

　話は前後しますが，まだ駆け出しの学生時代，レコーディングの経験も少なく，名前の出ない作曲・演奏の仕事をさせていただいていた頃，クリーニングおろしたてのシャツを着てスタジオに出向き，注意されたことがありました．その時はすぐには意味がわかり

ませんでしたが，収録後のプレイバックの際，レコーディングスタジオの録音機器にかかると，ソロピアノの音と共に，シャツの糊のこすれるシャリシャリという微かな音まで収録されてしまうことを知りました．それはつまり，ピアノ一本のレコーディングは自分が丸裸にされるようなプロセスでもあることに気づき，その怖さを知りました．またある時，即興演奏の収録の際に和声感の悪さを指摘され，「キース・ジャレットの録音でも同じようなところがある」とつぶやいたところ，静かにしかしとても強く怒られたことがあります．プロデューサー，エンジニアみな命がけで音楽を創っていることを，あらためて肌で感じました．それ以降，レコーディングには命がけで臨む必要があることを忘れないようになりました．考えてみたらプロの世界では皆文字通り命がかかっているので当たり前の話ですが，この体験も駆け出しの身には衝撃でした．音楽を演奏している姿は一見優雅にみえても内は熾烈な戦いであることを知りました．キース・ジャレットは，コンサートの際に，明日生きているかどうかわからない，いや今夜，もしかしたら演奏が終わる前に命絶えるかもしれないと考えて演奏に臨むことで音楽が全く変わると述べています．筆者もキースの言葉に心に留めながら演奏に臨むと，確かに音楽が強い意志・意味を帯びることを実感します．でも，ふと，「命をかけて演奏するとは，どういうことなのか？」と考えてみるとよくわからなくなります．

　世間一般では，気軽に音楽の批評がなされます（意見を述べるのは自由ですし，決してそれがいけないということではなく，それもまた音楽を楽しむことの一部でもありますが）．しかし，命がけでなく作られた音楽が世の中で広く聴かれるということはあるはずがなく，多くの人に好まれる音楽は皆，ジャンルを問わず，魂のこもった優れた音楽ばかりなのだろうと思います．音楽の優劣が論じ

られていることがあるとすれば，それは実はその人の好みでしかないという面が大きいのかもしれません．たとえばある人が「好き」と言っている音楽を批判することは，その人自身を批判することと同じということを意味するのだろうと思います．筆者は音楽療法を行っていく中で，それまで知らなかった，そしてあまり知ろうとしていなかった，患者さんが好きな歌・音楽を，患者さんに数多く教えて頂きました．それらを改めて聴いてみると，たとえばメロディや歌詞，編曲，バックの演奏等々が，本当に考え抜かれていて隙がなく，みな完成度が高いことに，次から次へと気づかされていきました．歌謡曲や演歌，ロック，ポップス，皆同じでした．多くの人に愛される音楽には優劣はないこと，このことは強調されて良いのではないかと思います．

　他にも音楽の不思議さを感じることは，たくさんあります．たとえば，ある曲を収録した時，「今の演奏じゃ映像が浮かばないから，もう1回弾いて」とプロデューサーに弾き直してみるよう言われたことがあります．そこで，再度，曲から得られるインスピレーションに気持ちを集中し身を任せて，映像を思い浮かべながら演奏したことがありました．すると，いつのまにか，頭の中に浮かんできた夕日のような映像とその世界の中に取り込まれ，ピアノを弾く指が自分のものでなくなり，自分で弾いているという意識が消えて，何かに導かれるかのように演奏が進んでいったこともありました（自分で作った曲なのに，音楽が主で自分が従になるのも不思議です）．演奏終了後コンソールに戻ると，スタッフは誰も一言も発しませんでした．それでも何の不思議もなく，その瞬間に言葉は不要なことが共有されていて，みな無言のまま編集作業に移行していきました．そのくらい能動意識が消失した時の方が良い演奏ができることも経験的に知りました．しかし，何故なのかは，考えてみる

とよくわかりません．

　作曲や演奏，収録などのたびに，何故こんなに苦しいことをしているのだろう，という疑問が頭に浮かぶことがあります．一時期関わってくれた音楽プロデューサーも，そして音楽ではありませんが常に新たな作品を描き続けている知人の画家も，全く同じことを口にしていました．「どうしてこんな苦しいことを続けているのだろう」と．考えてみれば，たとえば4分半くらいの長さの曲に人生が凝縮され，完成するまでには，場合によっては何年もの時があるのだから密度の濃さは半端ではないので，苦しいのは当然なのだろう，とも思います．でもそこで，では「一曲に人生が凝縮されるとは，どういうことなのだろう？」という疑問も浮かびます．言語の次元に還元するとよくわからなくなります．

　きっと，そのような音楽の特性のせいなのでしょう．ほとんど言葉で話をしたことがないのに，昔からの知り合いであったかのようなコミュニケーションが一瞬で成立することが多々あるのも，本当に不思議です．筆者は，前述の通り精神科の病棟での音楽療法をチームを組んで行っていますが，その病棟の患者さんの主治医ではないので，音楽療法の場面以外ではほとんど患者さんとは接触がありません．にもかかわらず，病棟を歩いていると，「またピアノ聴かせてね」「次はいつ来るの」など，初めて会話を交わすとは（お互いに）思えない強いつながりが，昔から当たり前のようにあったかのように，会話が成立します．これも本当に不思議なできごとです．

　音楽を作る際には，個人的には，なるべくわかりやすいメロディを作ろうと心がけています．同じ本質があるなら，わかりにくいよりは，わかりやすい方が親切であると思うからです．おかげさまで

第6章 まとめにかえて

　私の作るメロディは親しみやすく気持ちよく聴けるというお声を頂いています．大変ありがたいことです．一方で，作る際には，キース・ジャレットのいうような「命がけ」の過程が必要なようだということも感じています．優しい音楽だから，優しい気持ちで作る・奏でるというわけではありません．生み出される時の内なる格闘と，作品の曲想は一致しないことが多いのではないかと個人的には思っています（参考までに，ここに音楽の病跡学の難しさがあるように思います）．出来上がるまでは，どの曲でも，苦しいです（苦しさを越える手ごたえが常にあるから，続けたくなるのですが）．

　第5章で記しましたように，自生的に浮かんでくる表象（イメージ）を，そのまま書き留めるのとも違う行為です．たとえば，外来で2週間の様子をうかがうと，毎回決まって数十年前の学生時代の話やその頃の親族の話を，せき立てられるように述べて安心して帰って行く統合失調症の患者さんのように，内から出てくるものを表出せずにはいられないという点では共通するかもしれません．でもそれだけでは創造にならないことは，いうまでもありません．創造の際には，浮かんできた音楽的アイディアが，それまで自分が聴いたことのある音楽のどれとも違うことを確認しつつ（瞬間的に普段は眠っているたくさんの音楽の記憶と照らし合わせているであろうことも前に述べたとおりです），さらにはその音楽を聴いたとしたら，聴き手に何らかの意味のある心の動きが生じうるのか，その価値があるのか，瞬間的に判断しながらメロディの音を選んでいきます．1つのモチーフが出来上がるのには数分もかからないことも多いですが，その短い時間で大変濃密な作業を頭の中で行うので，苦しいのかな，とも思います．

　このように，音楽創造とは何か，よくわからないまま人生が過ぎていくのですが，それでもたぶん作り続けていきます．たとえ売れ

ても売れなくても，聴衆の方が居ても居なくても，たとえ無人島に1人取り残されても，その辺の木や石を集め楽器を作って，おそらく作り続けるのだろうという気がします．先にも書きましたように，その渦中にはその苦しみを遙かに凌ぐ，他では得難い強い手ごたえ（至高体験なのでしょう）が伴いますが，また苦しみも始まり同じプロセスを繰り返して行きます．人生苦あれば楽ありといいますが，生きるということを濃縮すると，こういうプロセスになるのだろうか，とも思います．

「創造の病（やまい）」という，エレンベルガー（Ellenberger）によって提唱された概念があります（Ellenberger, 1968）．この「病」は，抑うつや消耗，易刺激性（ちょっとしたことで機嫌を損ねイライラしやすいこと），不眠などの神経症のような症状を呈するとされていますが，時に精神病や心身症などのような，さまざまな症状を示すことがあるとされます．Ellenbergerは（若干の修正が必要とは述べていますが）4つの特徴をあげています．概略を記しますと，①集中的な知的作業や長時間の思考，瞑想，または知的資料の蓄積などの後に生じる，②「病」の最中は多くは，その「患者」は心のうちに隠している大きな関心事に取りつかれていて，重要なことは何かについての探求で頭がいっぱいになる，③「病」から解放されると，長期の患いからの解放としてだけだなく，「啓示」としても経験され，その「啓示」として認識される「新しい考え」に取りつかれる．それは突然生じるので，その瞬間の正確な日付は覚えていないことが多く，歓喜，多幸感，熱狂といった強い感覚を伴うので，過去の苦しみが一瞬にして埋め合わされたと感じる，④この「病」の治癒の後には，パーソナリティの変化が生じ，「新たな人生に入る」という印象を抱き，知的または精神的な発見をするので，それを普遍的真実として提示する．強い信念を持ってそのことを行

うので，困難な状況でも他人にそのことを理解してもらうことに成功する，というものです．むろんこの「病」は音楽の領域に限らず，宗教や文学，哲学などさまざまな分野の歴史において重要な役割を果たしてきたと考えられています．

　創造とは確かにこのようなプロセスを経ることが必然のようで，この「創造の病」や，前に述べた至高体験が関与するのは間違いないと思います．ここで指摘されている4つの様相も確かにその通りだと思いますが，それがあるから創造につながるのか，それとも創造過程に必然的・結果的に伴う「病」なのか，どちらだろうか？と考えてみると，個人的には後者のように感じられます．つまり，このプロセスさえ経れば創造が生まれるというわけではなく，時には初期段階から抜け出せず頓挫することもあるのでしょう．十分条件ではなく，必要条件に過ぎないのではないか，と思います．だとすればやはり創造とはどうすれば生じる行為なのか，よくわからないところがいつまでも残ります．

　しかし，最近気づいたことがあります．音楽を作ったり，演奏の準備をしたりする時（そして音楽療法の伴奏の準備でも，まだなじんでいない曲や，その曲の持つ真の意味を見出すべく練習や研究をしている時）は，本当に苦しいということは先に述べたとおりですが，音楽に真剣に向かうと，なぜこのような苦しさが伴うのだろう，という疑問を，数十年持っていましたが，ある時この苦しさの持つ意味が，少しわかった気がしたのです．

　この苦しさは自分との闘いに由来するのでしょう（ですから音楽に限らず，学問的創造やスポーツなどでも同様なのだろうと思います）．その闘いに負けないよう死に物狂いで努力して演奏に臨んだ時，より多くの方が感動してくれるということに気づきました．普

段は，われわれは生きていく中での苦しみにあまり向き合わないでいますが，実は心の奥にはさまざまな苦しみや悲しみを抱えています．そしてたとえば，音楽を聴いてその音楽に自分を投影し一体化して，音楽家が苦しみを乗り越えて音楽を完成させていくプロセスを共有する（音楽家と一体になる）ことで，自分の苦しみや悲しみも一緒に乗り越えられ，癒され，生きる楽しさや喜びに変わっていくのだろうと思います．このようなしくみがあるので，音楽を作る際に苦しければ苦しいほど，乗り越えて演奏する時に（音楽療法も含め），一緒に音楽経験を共有した方々の心の奥の苦しみや悲しみを減らすことができて，それを生きていく喜びに変えることができるのかもしれない，と最近思うようになりました．そうすると，練習の時や本番前の苦しさにはとても意味があるので，「苦しければ苦しいほど，奥の深い，良い演奏ができるのだ」と考えられるようになり，逆説的ですが，あまり苦しいと思わなくなりました．

　また全然別の観点からも，気付きがあります．筆者は最近は，精神科の診療において，末期の方の心理療法を担当させていただく機会が少しずつ増えてきました．もちろん，とても強い悲しみや苦悩を抱えている方々です．ここでは，病気による精神症状や心因性の病態による問題を扱う治療場面に比べて，いっそう医療者の人間性が問われるとされています（坂田, 2013）．他の疾患でも同じではあるものの，さらに強くどこまでも相手の身になろうという決心が必要であり，自らも確固たる人生観や死生観を持っていなければならず，その上で，患者さんや家族の人生観や死生観，価値観を尊重し受け入れる柔軟性や謙虚さが必要とされます．そのようなことを念頭に置きながら，さあこれから面接に臨もうという，ほんの少しの油断も許されない瞬間が，いつも何かに似ているような気がするが，なんだろう？　と思っていました．そしてある時に，それは演

第6章 まとめにかえて

奏の本番前の瞬間の気持ちに似た面があることに気づきました.
　音楽では無意識が伝わります．自らの人生観，価値観，そしておそらく死生観も反映され音に表れてしまいます．聴いてくださる方々も，それが「無意識」であるとか，「人生観」「価値観」であるといった自覚はないまま，深い部分で受け止めてくださるように思います．普段は意識の外にある，生きることの苦しさや喜びに正面切って向かい合うという点で，この2つには共通点があるのかもしれません．ここでは詳述は省きますが，緩和ケアでの音楽療法が絶大な効果を上げることがあるのも，このような特性のためかもしれません．聴衆の方に演奏を届ける瞬間は，これらの「人生観」「価値観」「死生観」すべてにおいて試される場となり，今よりも少しでも上の，質の高いものを目指して集中することが強く求められるように感じます．未熟な筆者には，実現にはいつも苦闘を伴いますが，その，上を目指して進むことが，時には聴いてくださる方を勇気づけることにつながるのかな，と思います．

　この章は，冒頭で述べましたように，客観的ではなくても何か手ごたえを感じていること，意味がありそうなことについて，思いを巡らせて書かせていただきました．なので，この気づきが正しいのかどうか，まだわかりません．これからも新たな発見があり，いろいろと変化していく気付きなのかもしれません．しかしいずれにしても，音楽に癒される幼少期の経験から始まり，精神医療，音楽活動，音楽療法の3つの柱につながり，いつのまにか，音楽で癒すということが，ほんの少しでも実現できはじめているとしたら，筆者にはこの上ない喜びなのです．この3つが統合されてきたというのは，ここで書かせていただいたような気づきと同じことなのかもしれないと感じています．この先にまたどのような答えが待って

いるのか，今の筆者にはまだわかりません．精神面でいえば人生に終わりがない（生涯成長することができる）ことと同じように，音楽の発展にも終わりがありません．言葉にできないところがいつまでたっても残り，それを追い求めることで，また新たな発見がもたらされるということが，無限に続いていくのだろうと思います．

　そんなふうに音楽にかかわりながら，これからも，音楽に癒されつつ，音楽で1人でも多くの方を癒すことができたら，筆者にとっては本望です．そしてこんな筆者の愚考が，どなたかに何らかの形で役に立つようなことがあることを願って，筆を擱きたいと思います．

参考文献

- Altshuler IM. The past, present and future of musical therapy, Podolsky, E.M.D. Music Therapy, Philosophical Library, 24-35, 1954.
- Alvin J 著, 櫻林　仁, 貫　行子訳. 音楽療法. 東京: 音楽之友社; 1969.
- Assagioli R 著, 国谷誠朗, 平松園枝訳. サイコシンセシス―統合的な人間観と実践のマニュアル. 東京: 誠信書房; 1997.
- Blankenburg W 著, 木村　敏, 岡本　進, 島　弘嗣訳. 自明性の喪失―分裂病の現象等. 東京: みすず書房; 1978.
- Bonny HL, Savary LM 著, 村井靖児, 村井満恵訳. 音楽と無意識の世界. 東京: 音楽之友社, 1997.
- Bruscia KE. Improvisational Models of Music Therapy. Charles C Thomas Publisher; 1987.（林　庸二監訳. 即興音楽療法の諸理論（上）. 東京: 人間と歴史社; 1999.）
- Ceccato E, Caneva PA, Lamonaca D, et al. Music therapy and cognitive rehabilitation in schizophrenic patients. Nordic J of Music Therapy. 2006, 15: 111-20.
- Conrad K 著, 中井久夫, 他訳. 分裂病のはじまり. 東京: 岩崎学術出版社; 1994.
- Atlee EA. An Inaugural Essay on The Influence of Music in The Cure of Diseases. Army Medical Library Cleveland Branch. 1804.
- Ellenberger HF. The concept of creative illness. Psychoanal Rev. 1968; 55: 442-56.
- Ey H. Des idees de Jackson a un modele organo-dynamique en psychiatrie. Edouard, Toulouse, 1975.（大橋博司, 三好暁光, 他訳. 精神病理的状態における心的活動の解体. ジャクソンと精神医学. 東京: みすず書房; 1979.）
- Ey H, Bernard P, Brisset CH 著, 小池　淳訳. 精神医学マニュエル. 東京: 牧野出版, 1981.
- Fancourt D, Ockelford A, Belai BB. The Psychoneuroimmunological Effects of Music: A Systematic Review and A New Model. Brain Behav Immun. 36: 15-26, 2014.
- Freud S 著, 高橋義孝, 他訳. 精神分析入門（上）. 東京: 新潮社; 1977.
- Freud S. Recommendations to physicians practicing psychoanalysis. 1912.
- Gatian de Clérambault G. AUTOMATISME MENTAL. 針間博彦訳: クレランボー精神自動症. 星和書店: 東京; 1998.
- Haisch E. Zur Historie der Behandlung Geisteskranker mit Musik. Der Nervenarzt. 45: 50-3, 1974.
- Hans-Helmut Decker-Voigt 著, 阪上正巳, 加藤美知子, 齋藤考由, 他訳. 音楽療法事典. 東京: 人間と歴史社; 2004.
- He FR, Liu RK, Ma L. Influence of musical therapy on serum PRL of patients with schizophrenia, type Ⅱ. Shandong Archives of Psychiatry. 2005; 18: 78-9.
- Jarrett K. 音楽のすべてを語る. MY EXPERIENCE: MY FEROCIOUS LONGING. 東京:

立東社; 1989.
- Kris E. Psychoanalytic explorations in art. Internationa Universities Press, New York, 1952. (馬場禮子訳. 芸術の精神分析的研究. 東京: 岩崎学術出版社; 1976.)
- Kurihara T, Kato WI, Reverger R, et al. Outcome of schizophrenia in a non—industrialized society: comparative study between Bali and Tokyo. Acta Psychiatr Scand. 101: 148-52, 2000.
- Lang PH, ed. The creative world of Mozart. W.W.Norton & Company, New York, 1963. (国安 洋, 吉田泰輔訳. モーツァルトの創作の世界. 東京: 音楽之友社; 1973.)
- Li YM, Ren X, Li CP, et al. The correct effect of language guided music therapy on patients with schizophrenia. International Nurses J. 2007; 26: 917-8.
- Maratos AS, Gold C, Wang X, et al. Music Therapy for deplescie. Cochrane Database Syst Rev. 2005; CD 004517.
- Mössler K, Chen X, Heldal TO, et al. Music therapy for people with schizophrenia and schizophrenia-like disorders. Cochrane Database Syst Rev. 2011: CD004025.
- Margulies A. Empathy T. The Uses of Wonder. Am J Psychiatry. 141; 9, 1025-33, 1984.
- Maslow AH. The Farther Reaches of Human Nature. Viking Press, 1971. (上田吉一, 訳. 教育と至高体験. 人間性の最高価値. 東京: 誠信書房; 1973.)
- Meyer LB 著, 大串健吾監訳. 音楽における情動と意味. 音楽の認知心理学. 東京: 誠信書房; 1998.
- R Aiello 大串健吾監訳. 音楽の認知心理学. 東京: 誠信書房; 1998.
- Radocy RE, Boyle DJ 著, 徳丸吉彦, 藤田芙美子, 北川純子共訳. 音楽行動の心理学. 東京: 音楽之友社; 1985.
- Ruud E 著, 村井靖児訳. 音楽療法―理論と背景. ユリシス・出版部; 1992.
- Schneider K 著, 針間博彦訳. 新版臨床精神病理学. 東京: 文光堂. 2007.
- Smeisters H 著, 多田 茂, 中河 豊訳. 心理治療としての音楽療法. 東京: ヤマハミュージックメディア; 2006.
- Storr A 著, 佐藤由紀, 大沢忠雄, 黒川孝文訳. 音楽する精神. 人はなぜ音楽を聴くのか？東京: 白揚社, 1994.
- Summer L 著, 師井和子訳. 音楽療法のための GIM 入門. 東京: 音楽之友社, 1997.
- Talwar N, Crawford MJ, Maratos A, et al. Music therapy for in-patients with schizophrenia: exploratory randomised controlled trial. Br J Psychiatry. 2006; 189: 405-9.
- Tang W, Yao X, Zheng Z. Rehabilitative effect of music therapy for residual schizophrenia. A one-month randomised controlled trial in Shanghai. Br J Psychiatry Suppl. 1994; 24: 38-44.
- Ulrich G, Houtmans T, Gold C. The additional therapeutic effect of group music therapy for schizophrenic patients: a randomized study. Acta Psychiatr Scand.

2007; 116: 362-70.
- Vescelius EA. Music and Health. The Music Quarterly IV. 376-401, 1918.
- Wen SR, Cao GY, Zhou HS. The effect of music therapy on the depressive position of patients with schizophrenia. Chinese J of Clinical Rehabilitation. 2005; 9: 195.
- Yang WY, Li Z, Weng YZ, et al. Psychological rehabilitation effects of music therapy in chronic schizophrenia. Hong Kong J of Psychiatry. 1998; 8: 38-40.
- 浅野雅子. 慢性期統合失調症患者に対する音楽療法介入の研究. 九州大学学術情報リポジトリ. 2011.
- 磯田雄二郎. 集団精神療法総論―絡み合う三すじの糸― Moreno, Slavson, Bion. 集団精神療法. 1995; 11: 103-11.
- 江口重幸. Charcot 神経病学の周辺 その時代的背景と力動精神医学への影響. 臨床精神医学講座. S1 巻 精神医療の歴史. 東京: 中山書店; 1999. p.175-94.
- 大橋　力. 音と文明. 東京: 岩波書店; 2003.
- 岡崎香奈. 音楽療法の現在―職業的アイデンティティの確立に向けて. 日本芸術療法学会誌. 2015: 46(1・2); 27-34.
- 沖野成紀. L・B・マイヤーにおける音楽の反復聴取の問題―音楽の意義あるいは享受の減少をもたらす熟知について. 研究（東京大学文学部美学芸術研究室）. 1995; 13: 125-46.
- 小此木啓吾, 他編. 精神分析事典. 東京: 岩崎学術出版社; 2002.
- 尾崎紀夫, 朝田　隆, 村井俊哉編. 野村総一郎, 樋口輝彦監. 標準精神医学. 第 5 版. 東京: 医学書院; 2012.
- 風祭　元. 薬物療法からみた精神障害の治癒. 臨床精神病理. 1983; 4: 9-15.
- 加藤　敏, 神庭重信, 中谷陽二他編. 現代精神医学事典. 東京: 弘文堂; 2011.
- 加藤正明, 他監修. 精神科ポケット辞典. 東京: 弘文堂; 2006.
- 三浦四郎衛, 大塚俊男, 浅井昌弘著. In: 加藤正明, 保崎秀夫監修. 精神科ポケット辞典. 東京: 弘文堂; 2006.
- 木村　敏. 時間と自己. 東京: 中央公論新社; 1982.
- 古茶大樹, 濱田秀伯. 精神分裂病の陰性症状―その歴史と概念―. 精神医学レビュー. 2000; 5-13.
- 古茶大樹, 針間博彦. 病の「種」と「類型」,「階層原則」. 臨床精神病理. 31: 7-17, 2010.
- 古平孝子. 分析的音楽療法における転移の重要性. 音楽文化研究. 2005; 4: 23-32.
- 阪上正巳. 音楽療法における「即興」の有用性とその限界. 音楽療法. 1994; 4: 31-43.
- 阪上正巳. 音楽療法の現況と展望―ドイツ語圏を中心にして―（その 1）. 臨床精神医学. 24: 737-46, 1995.
- 阪上正巳. 分裂病者の音楽表現に関する精神病理学的研究. 国立音楽大学音楽研究所年報. 2001; 15: 1-49.
- 阪上正巳.「臨床音楽学」の可能性―音楽療法の基礎学として. 国立音楽大学音楽研究所音楽療法研究部門: 音楽療法の現在. 東京: 人間と歴史社; 2007.
- 坂田尚子, 中川恵一. スピリチュアルな苦痛―死生観も含めたケア. 成人病と生活習慣病.

2013; 43: 725-9.
- 下山晴彦. 世界の臨床心理学の歴史と展開. 講座臨床心理学1 臨床心理学とは何か. 東京: 東京大学出版会; 51-72, 2001.
- 新宮一成. 無意識の組曲. 東京; 岩波書店: 1997.
- 鈴木　晶. フロイト 精神の考古学者. 東京: 河合出書房新社; 1998.
- 竹中星郎. ピネル(2): ピネルとフランス精神医学精神医療の歴史 医療・医学の技術思想をたどる. 精神科看護. 34: 74-8, 2007.
- 富永茂樹. 精神療法の考古学. 精神医学史研究. 1: 22-8, 1998.
- 中安信夫. 初期分裂病. 東京: 星和書店; 1990.
- 西園昌久, 精神療法, 保崎秀夫, 他編. 新版精神医学事典. 東京; 弘文堂: 1990.
- 馬場　存. 精神分裂病の音楽幻聴に関する精神病理学的研究. 慶應医学. 1998; 75: 285-99.
- 馬場　存, 屋田治美, 内野久美子, 他. 精神分裂病慢性期における音楽療法の効果. 精神科治療学. 2002; 7: 581-7.
- 馬場　存. 音楽創造の症候学, 自己治癒, 霊的体験—音楽創造の治療的側面—. 日本病跡学雑誌. 2011; 41-7.
- 馬場　存. 統合失調症の音楽療法の奏効機序に関する精神病理学的考察. 音楽医療研究. 2011; 4: 14-26.
- 馬場　存. それでも作り続ける「病」とは. 日本病跡学雑誌. 2012; 83: 2-3.
- 馬場　存. 精神科病院における集団音楽療法の位置付け. 音楽心理学音楽療法研究年報. 2015; 44: 29-36.
- 馬場　存. 精神科の音楽療法技法と効果の関連について. 音楽心理学音楽療法研究年報. 2017; 46: 44-53.
- 濱田秀伯. 精神症候学. 東京: 弘文堂; 1994.
- 濱田秀伯. 精神病理学臨床講義. 東京: 弘文堂; 2002.
- 濱田秀伯. 精神症候学. 第2版. 東京: 弘文堂; 2009.
- 濱田秀伯. 人間学的精神病理学の基本思想. 慶應義塾大学臨床精神病理研究会（私信）. 2010.
- 濱田秀伯. 精神医学エッセンス. 第2版. 東京: 弘文堂; 2011.
- 濱田秀伯. 精神病理学臨床講義. 第2版. 東京: 弘文堂; 2017.
- 板東　浩, 吉岡明代, 錦織　悠. 音楽療法. 治療. 2010; 92: 314-21.
- 保崎秀夫編. 新精神医学. 東京: 文光堂; 1990.
- 松井紀和. 音楽療法家のための音楽療法の手引. 京都: 牧野出版; 1980.
- 松本雅彦. 精神病理学とは何だろうか. 東京: 星和書店; 1987.
- 村井靖児. 音楽療法の基礎. 東京: 音楽之友社; 1995.
- 村井靖児, 阪上正巳, 馬場 存, 他. わが国の音楽療法の実態に関する研究 -- 全音連認定音楽療法士を対象としたアンケート結果から. 国立音楽大学音楽研究所年報. 2000; 14: 35～62.
- 村井靖児. 世界の音楽療法の動き, 現地のエスプリ. 2002; 424・57-69.

- 森田達也, 明智龍男, 内富庸介. 霊性（スピリチュアリティ）. 臨床精神医学. 2015; 44(増刊): 72-80.
- 森山成彬. 創造行為と negative capability. 臨床精神医学（増刊号）. 2001. 30: 191-5.
- 山田和男. 神経症の治療史. 臨床精神医学講座. S1 巻 精神医療の歴史. 東京: 中山書店; 1999. p.443-61.

あとがき

　最初にも書かせていただいたように，筆者は日々，さまざまなことをさせていただいています．診療，音楽療法，講義，レッスン，そして作曲と演奏，日々の練習など，それぞれに，理想を追い求めることと人助けが同時に進行してゆくのは，嬉しく，ありがたいことですが，いつも新たな課題がそこには現れ，進めば進むほど，課題が増えてゆく気がしています．人生はこうやって何事も未完成のまま終わるのだろうと思います．

　物心つく前の幼い頃に感じた音楽の瑞々しさは，今も昨日のことのようにリアルに心に残っていますが，現世の時間では，それはもう数十年前のことです．音楽をはじめとした精神・心の時間の流れと物理的な時間の流れの速さは，本当に異なるのだなと感じます．心の中の瑞々しさは色あせることなくしっかり残ったままで，いずれ人生が終わるのだろうと思います．

　でも，音楽はずっと長い命を持っています．遠い未来にも何らかの形で流れる・演奏されるとしたら，ある意味，永遠の命を持つのだろうと思います．そのことと，音楽に感じた瑞々しさが，物心つく前から人生を終えるまでずっと変わらず残ることは，同じことなのかな，と思ったりしながら，この書を書き終えました．

　身体は物質ですからいつかは大地に戻ります．ですが音楽のような，魂がこもり，なおかつ本当に意味のあるものは，後々の世代に引き継がれて，何らかの意義や輝きを持って，残っていくのでしょう．この書に少しでもそのような命が宿ってゆくことを，願うばかりです．

　幼い頃から支えてくれた家族，恩師，これまで出会った友人・知人，さまざまな気付きを下さった患者の皆様，同僚，先輩，後輩，そして，精神医学，音楽療法の世界，音楽業界で，未熟な私を辛抱強く，温かく育ててくださった，懇切な序文を頂戴した大学院恩師濱田秀伯先生，日本音楽療法学会理事長村井靖児先生，スタジオ・サウンド・ダリ代表橋本まさしさんに，心から感謝いたします．また，数々の助言を下さり年余に渡り出版の労を執って下さった中外

医学社五月女謙一さん,歌川まどかさんにも,心より御礼申し上げます.
　これからも,多くの方から授かったさまざまな宝を,自分なりに咀嚼し発信して,世の中に恩返しをしてゆきたいと思います.

　　　2018年　春

　　　　　　　　　　　　　　　　　　　　　　　　　　　馬　場　　存

索　引

あ行

アルヴァン	34
アンテ・フェストゥム	92, 95, 104, 112
意味連続性の切断	112
意欲減退	67
陰性症状	69, 72, 74, 78, 88, 94, 105 110
イントラ・フェストゥム	91, 95, 101, 138, 148
エヴァ・ヴェスツェリウス	31
エス	28, 47, 136
エスキロール	26, 30
置き換え	48
音楽創造	127

か行

快感原則	47
蓋然性	133
下位無意識	62
歌詞	35, 100, 136
カタルシス	46
簡易精神療法	45, 61, 78
感受	141
間主観性	38
キース・ジャレット	6, 49, 53, 131, 150
器質力動説	23, 65, 92, 142
基底想定的な集団	106, 125, 135
基底的想定	106, 122
気分の転導	35, 39, 138
共時的な意識野	92

クレペリン	26
幻覚	65, 93, 114
現実原則	47

さ行

再創造	135, 143
作業集団	106, 125, 135, 144
残遺状態	88, 94
自我境界	91, 104
自我心理学	28
自我による自我のための一時的・部分的退行	132
至高体験	140, 154
自己所属性	143
自己治癒	7, 18, 128, 136, 144
自然な自明性の喪失	95, 98, 104
実行意識	143
実存的次元	24
自閉	94, 99, 116
社会的次元	24
シャルコー	27
集団音楽療法	74, 93, 105, 108, 111
集団歌唱療法	77
集団精神療法	105, 125, 144
上位無意識	62
昇華	6, 48, 132
小精神療法	45
症例イレーヌ	27
支離滅裂	113
心因	21, 34, 45, 61, 67, 109
神経症	21, 34, 46, 64, 94

神経症圏	25, 34, 56, 64
診断基準	19
心理的作用	35
心理的次元	23
推敲	132
精神医学	7, 19, 25, 128
精神病圏	64, 109
精神病理学	32, 91, 125, 146
精神分析	28, 105, 132, 146
生物的次元	23
生理的作用	35
全体的即興演奏	62
躁うつ病	21, 27, 93, 130
創造的退行	139
創造の病	154
即興演奏	8, 17, 49, 62, 70, 131, 148

た行

体因	22
退行	35, 48, 65, 93, 132
対象関係論	28, 107
単一精神病論	64
中位無意識	62
通時的な自我意識ないし人格	92
適応機制	48, 107
適応機能	47
適応的退行	139
同一化	38, 136
投影	38, 48, 101, 145
投影同一化	39
統合失調症	21, 32, 51, 63, 75, 78, 91, 103, 122, 142
同質の原理	32, 40, 138
トランス	35, 102
取り入れ	38
トレマ	96, 104

な行

内因	22, 51
脳器質疾患	21

は行

発散	39, 42, 108, 116
反動形成	48
否認	48
ピネル	26
表象	103, 128, 130, 143
病態水準	64
部分的即興演奏	62
フロイト	5, 27, 47, 56, 105
ブロイラー	27, 113
変性意識状態	102
防衛機制	6, 47, 57, 107
補償の原理	41, 138
ポスト・フェストゥム	92

ま行

マイヤー	40, 91, 133
メスメル	27
メリアム	34
妄想	65, 88, 93, 114, 120

や行

抑圧	6, 28, 48, 56
抑うつ気分	67, 88

ら行

力動	39, 92, 106, 131

霊感	132
霊性	140
霊的精神力動論	141
霊的体験	140
連合弛緩	113
ロベルト・アサジョーリ	61, 141

アルファベット

Ey H　　　65, 92, 94, 104, 135, 143

GIM（Guided Imagery and Music）　　32, 141
negative capability　　59
RMT（Regulative Musiktherapie）　32
STAM（the Sound Training for Attention and Memory）　69, 74, 110

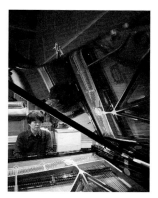

馬場　存（ばば　あきら）

医学博士
日本精神神経学会認定精神科専門医・指導医
精神保健指定医
日本音楽療法学会認定音楽療法士

東京大学工学部を経て慶應義塾大学医学部卒業．大学時代よりジャズピアノと作曲を開始，医学部在学中より放送業務用BGMの作曲・演奏にたずさわる．

医学部卒業後，精神科医として研修の後，慶應義塾大学大学院で音楽の幻覚を研究．その間もCM曲やCDリリース，コンサート等の作曲・演奏活動を続ける．大学院修了後，国立音楽大学教授 村井靖児氏（当時）のもとで音楽療法を学ぶ．

国立音楽大学，聖徳大学，東京音楽大学講師を経て，現在，東邦音楽大学准教授．精神科病院とクリニックにて精神医療と音楽療法を行う．

[ディスコグラフィ]

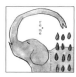
『re*me〜リ・ミー〜』
（Sony Music Japan International，2003）

『recollections of life』
（ブックリッジ・レコーズ，2009）

『pray』
（東日本大震災チャリティCD，2011）

『Silence』（2012）

『Mental Pictures』
（2014）

音楽に癒され,音楽で癒す
──音楽療法と精神医学／音楽創造　　　　　　　　Ⓒ

| 発　行 | 2018 年 6 月 25 日　　　初版 1 刷 |

著　者　　馬　場　　　存

発行者　　株式会社　中外医学社
　　　　　代表取締役　青　木　　滋

　　　　〒162-0805　東京都新宿区矢来町 62
　　　　　電　話　　(03)3268-2701(代)
　　　　　振替口座　00190-1-98814 番

印刷・製本／三和印刷（株）　　＜KS・MU＞
ISBN978-4-498-22906-8　　　Printed in Japan

JCOPY　＜(社)出版者著作権管理機構　委託出版物＞

本書の無断複写は著作権法上での例外を除き禁じられています.
複写される場合は,そのつど事前に,(社)出版者著作権管理機構
(電話 03-3513-6969, FAX 03-3513-6979, e-mail: info@jcopy.
or. jp)の許諾を得てください.